教えて先輩！

ハイジニストワーク
お悩み相談室へ
ようこそ

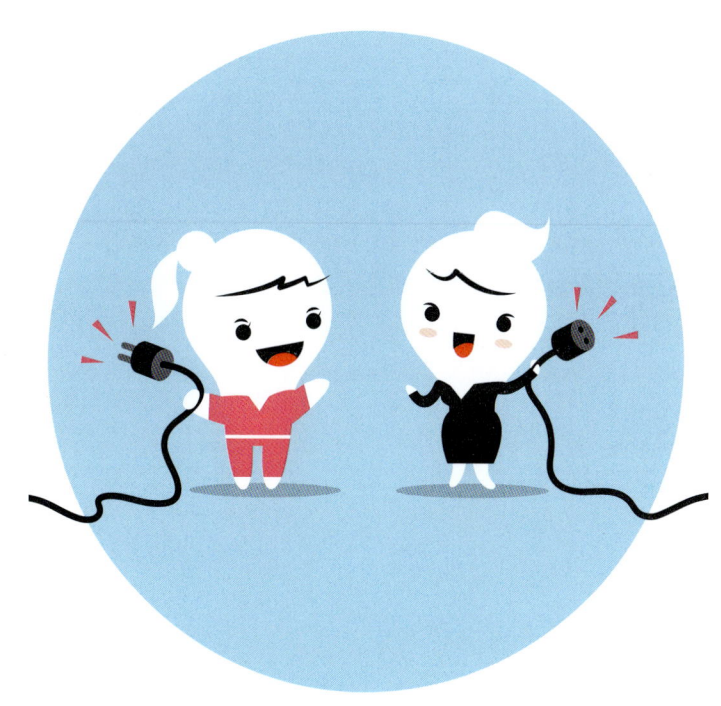

青木 薫・著
医療法人社団仁慈会
クラジ歯科医院

刊行にあたって

　私が歯科衛生士としてこの世界に入ったのは1990年、20歳のときでした。学生時代の臨地実習先であった歯科医院に、晴れて職員になることができたのです。就職したその日の午後に、患者さんにスケーリングをしました。もともとは実習生でしたから「できるよね？」という雰囲気だったのです。

　新人研修はとくにありませんでした。優しくて親切な先輩はいらっしゃいましたが、なにしろ地元の人気歯科医院、毎日が押すな押すなのアポイント状況のなかで、ヒヨッコ歯科衛生士の私の面倒など、誰も見る時間がなかったのです。そんななか、理事長と院長が歯科医療の基本を細かく教えてくださったのを覚えています。

　時は過ぎて、優しい先輩歯科衛生士は次々と寿退職をし、いつの間にかヒヨッコ歯科衛生士の私が取り残されました。院内の先輩から何かを教わるという経験がほとんどないままどんどん時が流れ、私は現在25年目の歯科衛生士になったのです。もちろん、講習会やセミナーなど、外に学びに出ることはたくさんしましたが、日常臨床の「どうしたらいいのかな？」という些細な疑問にアドバイスをくれる先輩が側にいてくれたらどんなに心強かったことでしょう。

　ある日、こんなお話をいただきました。「医院に先輩がいない歯科衛生士のために、連載を執筆しませんか」

　たいていの歯科医院は少人数の小さな会社。経験豊かな先輩がすべての歯科医院にいるわけではありません。かつての私のようなヒヨッコ歯科衛生士が、困った顔をして臨床現場に立っているのが想像できました。そうだ、後輩たちのお悩みを聞いてみよう。

　こうして「教えて先輩！　ハイジニストワークお悩み相談室へようこそ」（連載時「先輩DHに聞く！　ハイジニストワークお悩み相談室」）が生まれたのです。

　本書には、筆者の私以外に"後輩"という登場人物が出てきますが、これは私の勤務する医院の後輩ではなく、読者のみなさんを想定しています。DHstyle編集部に寄せられた読者のみなさんからのお悩みに対してお答えしているものです。そして、みなさんが先輩の立場になったときに、今度は"先輩"として、また本書を開いていただけたら幸せです。

　　2015年4月　　　　　　　　　　　　　　　　　　青木 薫

教えて先輩！
ハイジニストワーク
お悩み相談室へようこそ
CONTENTS

刊行にあたって …………………………………… 3

Periodontal treatment

1 歯周治療に取り組むときに

1 歯間清掃について教えてください
デンタルフロス編 …………………………… 8
・歯間清掃の必要性を理解していただきましょう
・患者さんのテクニックを必ず確認しましょう
・必ずしもデンタルフロスにこだわらない

2 歯間清掃について教えてください
歯間ブラシ編 ………………………………… 12
・デンタルフロスか、歯間ブラシか
・歯間ブラシ指導の注意点
・歯間ブラシ関連の商品あれこれ

3 糖尿病と歯科との関係について
教えてください① …………………………… 16
・糖尿病って、どんな病気？①
・糖尿病って、どんな病気？②
・糖尿病には種類があります
・糖尿病の症状

4 糖尿病と歯科との関係について
教えてください② …………………………… 20
・糖尿病の人は歯の喪失が進んでいる
・糖尿病と歯周病の関係
・各専門分野との連携

5 インプラントについて教えてください①
インプラントの基本を知ろう ……………… 24
・インプラントの歴史

6 インプラントについて教えてください②
インプラント治療における術前診査 ……… 28
・①医療面接
・②歯周病リスクファクターの検査
・③歯周組織の検査
・④画像診断

7 インプラントについて教えてください③
インプラントのメインテナンス …………… 32
・インプラントのメインテナンスで何を診るのか
・インプラントのプロービング、してもいいの？

8 歯科衛生士ができる根分岐部病変への
アプローチ方法を教えてください① ……… 36
・根分岐部病変はなぜ難しいのか
・非外科処置の限界

9 歯科衛生士ができる根分岐部病変への
アプローチ方法を教えてください② ……… 40
・歯周外科治療を選択しない場合のポイント
・"治癒"と"病状安定"の違いは何か

10 歯科衛生士ができる根分岐部病変への
アプローチ方法を教えてください③ ……… 44
・サポーティブペリオドンタルセラピー
（Supportive Periodontal Therapy）とは何か？
・SPT継続中の根分岐部病変への対応

11 手用スケーラーと超音波スケーラーで
SRPに差がありますか？ …………………… 48
・SRPによる、"治癒"の差は？
・手用スケーラーと超音波スケーラー、"使い勝手"の差は？
・自主練習のススメ

12 スケーラー（グレーシーキュレット）の
シャープニングについて教えてください … 52
・なぜシャープニングが必要なのか
・グレーシーキュレットの形態と名称

Caries Prevention

2 う蝕予防、どうすればいいの？

1 電動歯ブラシを患者さんに使ってもらいたいのですが、どのようにお勧めすればよいですか？ ……………………………………… 58
・電動歯ブラシの利点・欠点を知りましょう
・電動歯ブラシの"お試し"「体感は最大の説得力」
・電動歯ブラシを知りましょう

2 音波式電動歯ブラシを使った
　クリーニングを教えてください............ 62
　・メインテナンスに音波式電動歯ブラシを用いる場面
　・音波式電動歯ブラシをクリーニングに用いる利点
　・音波式電動歯ブラシをクリーニングに用いる場合の工夫

3 どのようにカリエスリスクを把握し、コントロールしていけばよいですか？① ... 66
　・カリエスリスクテストを実施するメリット

4 どのようにカリエスリスクを把握し、コントロールしていけばよいですか？② ... 70
　・カリエスリスクテストは患者さんが主体

5 歯磨剤を使わない患者さんがいるのですが、それでもよいですか？............ 74
　・歯磨剤を使わない理由
　・歯磨剤を使うメリット①
　・歯磨剤を使うメリット②
　・歯磨剤を使うメリット③

6 フッ化物について教えてください①
　フッ化物ってなんだろう................ 78
　・「フッ素」と「フッ化物」
　・フッ化物のう蝕予防メカニズム
　・フッ化物の毒性

7 フッ化物について教えてください②
　ホームケアにおけるフッ化物応用......... 82
　・すべての患者さんに必要なフッ化物応用
　・乳幼児のフッ化物配合歯磨剤
　・フッ化物配合歯磨剤の効果的な使い方

8 フッ化物について教えてください③
　プロフェッショナルケアにおける
　フッ化物応用........................ 86
　・フッ化物歯面塗布
　・術式を見直してみましょう
　・歯科材料に対する影響

9 年代別のフッ化物応用について
　教えてください...................... 90
　・フッ化物配合歯磨剤の適正な濃度、適正な量を指導する必要性
　・それぞれのリスクに応じたフッ化物製剤の応用
　・反省から生まれた、当院のチェックシステム

Communication

3 患者さんとなかよくしたい

1 苦手なタイプの患者さんへは
　どう対処すればよいですか................ 96
　・コミュニケーションとは
　・患者さんが話しやすい環境づくり
　・患者さんの話を聞くということ
　・わかってあげる、わかってもらう

2 新人が入りました。
　何から教えればよいのですか？........... 100
　・院内の日常生活のルールを教える
　・終日にわたる院内の業務の流れを教える
　・歯科衛生士業務の技術を教える

3 子どもの患者さんにうまく対応するには
　どうしたらよいですか？①
　保護者と信頼関係を構築しよう........... 104
　・ポイントは母子同時診療
　・まずお母さんに落ち着いてもらう
　・ニコニコ顔のお母さんがうまくいく

4 子どもの患者さんにうまく対応するには
　どうしたらよいですか？②
　なかよくなるための魔法の言葉........... 108
　・ほめ言葉のシャワーをたくさん浴びせてあげましょう
　・ほめてハードルを上げていく
　・魔法の言葉"ありがとう"

5 子どもの患者さんにうまく対応するには
　どうしたらよいですか？③
　治療に慣れるトレーニング............... 112
　・積極的に働きかけましょう
　・トレーニング①　ステップアップ
　・トレーニング②　TSD法

6 困った患者さんへの対応①
　言いわけばかり言う患者さんに
　困っています........................ 116
　・患者さんの"言いわけ"を聞いてみましょう
　・患者さんと一緒に考える
　・メインテナンスの目的は何か

7　困った患者さんへの対応②
言うことを聞いてくれない患者さんに
困っています……………………………… 120
・「言うことを聞いてくれない」って、なんだろう？
・命令で人は動かない

8　困った患者さんへの対応③
患者さんと意見が対立したときに……… 124
・患者さんと意見が対立したときに
・ノーマライズ技法をロールプレイングで練習しましょう

9　妊婦さんへの歯科健診、
うまく説明できずに困っています……… 128
・妊婦さんが来院されたら、女性の患者さんが妊娠されたら
・口腔ケアの支援
・妊娠中の歯周治療

10　小児のTBIのヒントがあったら
教えてください…………………………… 132
・point 1　時間をかけない
・point 2　ポイントを絞る
・point 3　「1回かぎりのTBI」と考えない

Clinical Hint
4 なるほど！そうだったのか！

1　アポイント時間内に
メインテナンスが終わりません。
どうしたらよいですか？………………… 138
・アポイント時間内のスケジュールを考えてみましょう
・時計がいっぱいの当院の診療室
・小さな工夫が時間を生む

2　スポーツマウスガードとは、
どのようなものですか？………………… 142
・スポーツマウスガードはなぜ必要か

・スポーツマウスガードを装着しなかったために起こった症例
・『スポーツ基本計画（2012年 文部科学省策定）』に"マウスガード"の文言が入りました

3　歯の着色（ステイン）について
教えてください…………………………… 146
・着色、このやっかいなもの
・着色の原因、いろいろ
・便利な着色対策ホームケアグッズ

4　スタディモデルの整理について
教えてください…………………………… 150
・スタディモデルの取り扱い
・スタディモデルの保管について

5　禁煙支援のポイントを教えてください 154
・世の中の禁煙の動き
・歯科医院における禁煙支援

6　「ロコモティブ・シンドローム」って、
何ですか？………………………………… 158
・「ロコモティブ・シンドローム」って、何？
・健康寿命と「ロコモティブ・シンドローム」
・食生活で「ロコモティブ・シンドローム」を予防

7　指しゃぶりについて教えてください… 162
・なぜ指しゃぶりをするのか？
・各専門分野からの見方
・指しゃぶりが咬合に及ぼす影響

8　石膏の取り扱いを復習したいので
教えてください…………………………… 166
・石膏の科学──なぜ混水比を守らなければいけないのか
・補綴物再製と石膏模型

9　唾液の作用を詳しく教えてください… 170
・①"う蝕から歯を守る"唾液の機能
・②"食べる"ことに必要な唾液の役割
・③"抗菌作用"としての唾液の働き

コラム
私と患者さん①……………………………… 94
私と患者さん②……………………………… 136
私と患者さん③……………………………… 174

おわりに ……………………………………… 175

表紙デザイン：金子俊樹
本文デザイン：山崎晴美

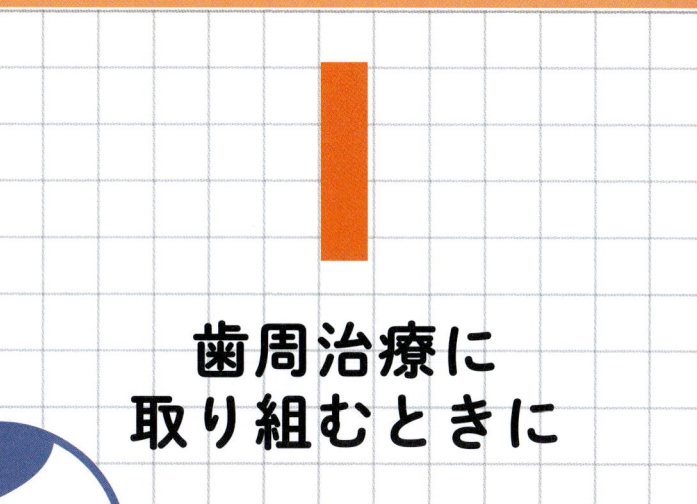

Periodontal treatment

1 歯周治療に取り組むときに

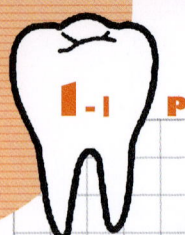

1-1 Periodontal treatment

歯間清掃について教えてください
デンタルフロス編

後輩　「先輩こんにちは！　今回は編集部に寄せられた質問について教えてください！」
青木　「こんにちは！　あら、どんな質問が来ているの？」
後輩　「歯間清掃について、聞いてみたい方が多いようですよ」
青木　「歯間清掃……、難しいのよね」
後輩　「そうなんですよ！　どうやって指導したらいいのか……」
青木　「歯間清掃は、おおまかにデンタルフロスと歯間ブラシに分けられるけれど、今回はデンタルフロスのお話にしましょうか」

❖　❖　❖

後輩　「歯間清掃指導をしても"面倒くさい""難しい"っていう理由でなかなか患者さんに定着しないですよね」
青木　「そうなのよね。ところで、歯間清掃ってなぜ必要なのかしら？」
後輩　「ええっと、それは……」
青木　「お話はそこからね。まずは、歯間清掃の必要性を理解していただかなくては」
後輩　「必要性を理解……？」
青木　「そうよ。患者さん自身に"歯間清掃は必要だ"と思ってもらわないとうまくいかないわよ」

歯間清掃の必要性を理解していただきましょう

歯科衛生士は、何とかして歯間清掃をホームケアに取り入れていただきたくて、患者さんに対してさまざまなアプローチを行います。しかし、本人に歯間清掃をやる気がなければ、多くの場合は失敗してしまいます。「必要ですから」「やってください」とただ一方的に指導するだけでは、患者さんのやる気を起こすことはできません。術者磨きで体感していただく、写真などの媒体を見ていただくなど工夫して、まずは患者さんに歯間清掃の必要性を理解していただいたうえで、患者さんご自身にやる気になっていただくことが必要です（図1〜3）。

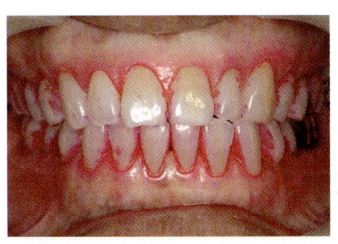
図❶ 歯ブラシだけでは難しいと患者さん自身に気づいていただく

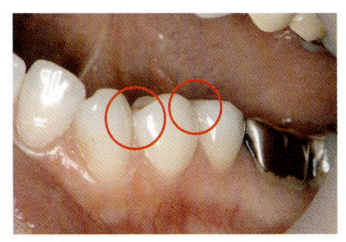
図❷ 初期のう蝕を発見。原因を患者さんと話し合う

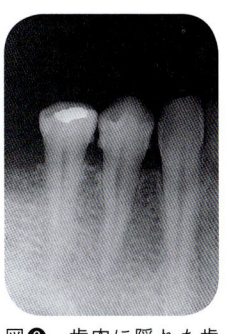
図❸ 歯肉に隠れた歯石をX線写真で説明

後輩　「確かに人に言われるよりも、自分自身が"やろう！"って思わないと長続きしませんものね」

青木　「禁煙やダイエットも、自分自身にその気がなければ成功しないのと一緒ね」

後輩　「あらためて、モチベーションって大切なんだって思います」

青木　「本当にそうね。ところで、デンタルフロスの使い方ってどこで教わった？」

後輩　「やだなぁ。歯科衛生士学校できちんと習いましたよ！」

青木　「そうでしょう？　では、患者さんはどこで習うのかしら？」

後輩　「患者さんは、歯科医院で指導を受けていただければよいのではないですか？」

青木　「すべての方がそうだったらいいのだけれど……」

後輩　「どういう意味ですか？」

青木　「デンタルフロスって、ドラッグストアやスーパーでも簡単に手に入るわよね」

後輩　「あっ！」

青木　「歯科医院で指導を受けなくても歯間清掃が必要だと思って、自ら購入して実践している人もいるでしょう？」

後輩　「デンタルフロスの指導を受けずに、使っている人もいるっていうことですね」

青木　「そういうこと！」

患者さんのテクニックを必ず確認しましょう

TBIを実施するときに、「デンタルフロスを使っています！」とおっしゃる患者さんがいると思います。でも、そこに落とし穴があります。正しく使えているかどうか、必ず確認してみてください。私は過去に何度も間違った使い方や、かなりユニークな使い方をしている患者さんに遭遇したことがあります。必ずしも"使っている＝正しく使えている"ではありません。

間違った使い方をしている患者さんには、まず歯間清掃を実践している努力を認め、それから正しい使い方を指導します（図4、5）。正しく使っている患者さんには「とてもお上手で安心しました」とお話しすればよいのです（図6〜9）。

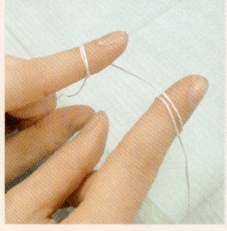
図❹　間違い例①　人指し指に巻きつけている

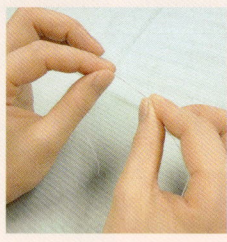
図❺　間違い例②　フロスを短く切り、指に巻きつけない

デンタルフロス指導の4つのポイント

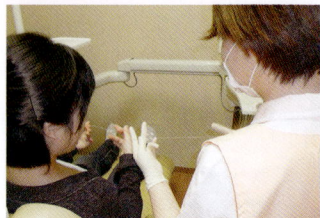
図❻　必ず患者さんと同じ向きで

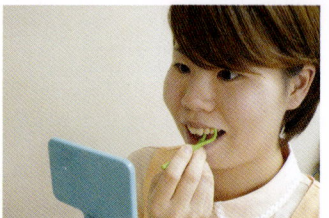
図❼　練習は上顎から。下顎はすくい上げるのに対し、上顎は引き下げるので、コツを摑みやすい

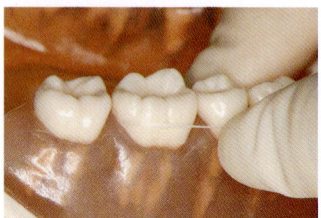
図❽　歯面にぴったり沿わせる。「タオルで背中をこするイメージ」と言うとわかりやすい

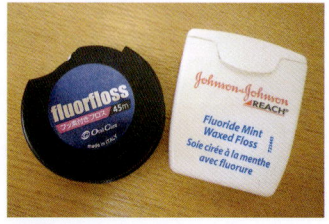
図❾　必ずフッ素入りのものを。初心者にはワックス付きが使いやすい

後輩　「私は、患者さんが"使っている"と言えば、それでOKにしていたかもしれません」

青木　「いまは健康志向や清潔志向も手伝って、市販されているデンタルケアグッズも多岐にわたるから、どんなものをどうやって使っているかを確認することが必要ね」

後輩　「はい！　ところで、デンタルフロスの使い方を指導しても、使いこなせない患者さんっていませんか？」

青木 「いるわよ。どうしても手先が器用に動かせないとか……」
後輩 「よかった！　どうしても使えない患者さんがいらして、困っていたんですよ！」
青木 「そういう患者さんには、デンタルフロス以外の物をお勧めするのがいいと思うわ。糸ようじはどうかしら」

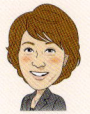

必ずしもデンタルフロスにこだわらない

　読者のみなさんは、初めてデンタルフロスの使い方を教わったときのことを覚えているでしょうか。私が初めて教わったのは、高校生のときでした。「何でこんなに難しいの！」。これが第一印象です。そして、結局使うことができず、歯科衛生士学校の授業で再び教わることになったのです。

　プロフェッショナルである私たち歯科衛生士にとっては、いまではデンタルフロスなど楽々使いこなせますが、患者さんにとってはかなり高度なテクニックを要するものだと思ってください。熱心な指導の甲斐あって上手に使えるようになる患者さんもいれば、どうしても使えない患者さんもいます。思うようにうまくいかないのに、何度も指導を受け続ければ、歯間清掃に対するモチベーションが下がってしまうかもしれません。

　そんなときはデンタルフロスにこだわらず、糸ようじなどの別のツールを提案してみましょう。また、糸ようじを使い、歯と歯の間に糸を通す感覚を掴んだことで、デンタルフロスを上手に使えるようになった患者さんもいます（図10、11）。

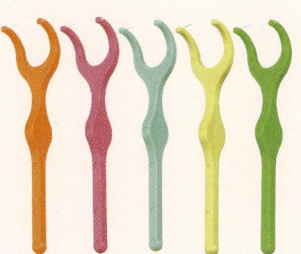

図❿　DENT.EX ウルトラフロス（ライオン歯科材）

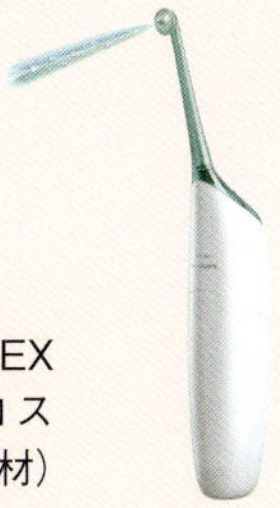

図⓫　ソニッケアー エアーフロス（ヨシダ）

後輩 「患者さんにどうしてもデンタルフロスを使っていただきたくて、一生懸命になってしまいますけど、柔軟な対応も必要なんでしょうか？」
青木 「予防は歯があるかぎり一生続けることなのよ。う蝕予防、歯周病予防が叶えられるレベルのホームケアが達成できていれば、道具の選択の幅は広いほうがよいと思わない？」
後輩 「使いこなせなくて、予防できないのでは本末転倒ですね」
青木 「そのとおりよ。では、次回は歯間ブラシのお話をしましょうか」
後輩 「はい！　よろしくお願いします！　今回もありがとうございました」

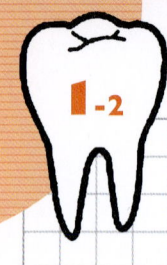

1-2 Periodontal treatment

歯間清掃について教えてください
歯間ブラシ編

後輩　「こんにちは！　前回はデンタルフロスのお話でしたが、今回は歯間ブラシですね！」
青木　「こんにちは！　前回に続いて歯間清掃がテーマよ」
後輩　「編集部への質問では、歯間ブラシについて多く寄せられていました」
青木　「歯間清掃。やはり難しい指導よね」
後輩　「そうですよね」
青木　「では早速、歯間ブラシのお話を進めていきましょう」

※　※　※

後輩　「デンタルフロスと歯間ブラシの使い分けって、どう考えるのですか？」
青木　「よい質問ね。歯間清掃ができるのなら、どっちでも構わないって思うわよね」
後輩　「はい、そう思っていました」
青木　「それはね、"デンタルフロスが入らない部位"、"歯の形態"、"コンタクトカリエスのリスク"の3点で考えるのよ」
後輩　「ブリッジが装着されていたりすると、糸が入りませんね」
青木　「"歯の形態"だけど、歯面は必ずしも平らな面をしているとは限らないことはわかる？（**図1**）」
後輩　「うーん……。言われてみれば……」
青木　「歯面が凹んでいる場合、デンタルフロスや糸ようじ（ホルダー型デンタルフロス）を密着させてもプラークは除去しきれないのよ（**図2**）」
後輩　「わかった！　そういう場合は歯間ブラシですね？」
青木　「そうよ。それから、コンタクトのプラークはどうしても歯間ブラシでは落とせないので……」
後輩　「だから、コンタクトカリエスのリスクが高い場合は、デンタルフロスが必要なんですね（**図3**）」

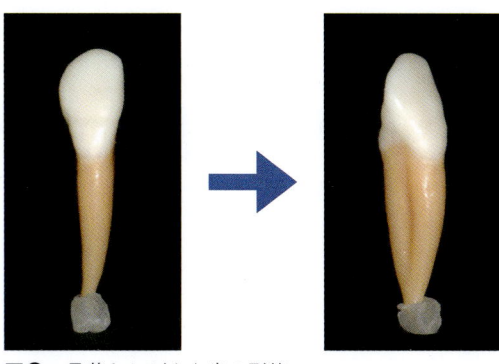

図❶　見落としがちな歯の形態

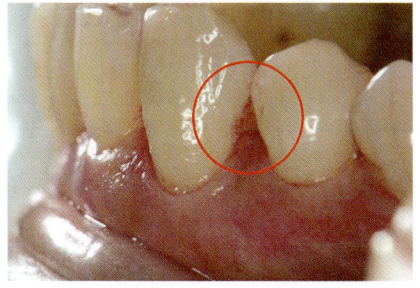

図❷　凹部のプラーク。デンタルフロスでプラークは落とせない

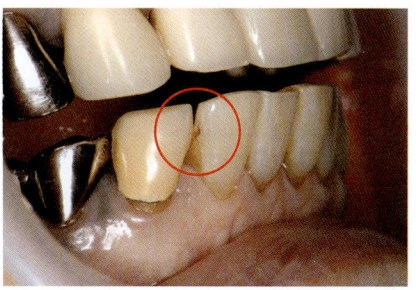

図❸　コンタクトカリエス。歯間ブラシの習慣はあるが、デンタルフロスの習慣が定着せずにいた

デンタルフロスか、歯間ブラシか

　歯間清掃指導の場合、いったいどちらを導入したらよいのか迷うことがあると思います。そのようなときは100％術者磨きをお薦めします。患者さんの口腔内にプラークを見つけるとTBIを行いたくなりますが、セルフケア用の道具を使い、一度ひたすら術者磨きを行ってみてください。デンタルフロスでは落としきれない部位や歯間ブラシが入らない部位がわかります。そうすることで、セルフケアに必要なアイテムや歯間ブラシのサイズが絞られてきます。

　歯ブラシの当て方によっては、舌側からの挿入が必要かどうかもわかります。また、歯間ブラシを使用していても、コンタクトカリエス予防のためにデンタルフロスを併用していただく場合も多くあります。デンタルフロスと歯間ブラシ、両方を使うのは患者さんにとってなかなかたいへんなことですから、糸ようじを選択する、日替わりにするなど、患者さんに合わせた提案をします。

青木 「ところで、歯間ブラシって自分で使ってる？」
後輩 「は？　私ですか？　いいえ、使っていません。……実は使ったことがないんです」
青木 「気にしなくてもいいのよ。実はね、自分で歯間ブラシを使ったことがない歯科衛生士って多いのよ」
後輩 「デンタルフロスは得意です！」
青木 「それは頼もしいわね！　たいてい若い方は歯間空隙が小さいし、デンタルフロスで十分なのよ。でもそこが落とし穴。さあ、いまちょっと歯間ブラシを使ってみない？」
後輩 「いまですか？　ええっと……。なんだか怖いですね。うーん、奥の角度がちょっとわかりにくい……。あ、意外とワイヤーがゴリゴリしますね」
青木 「どう？　実はそれが患者さんの気持ちよ」
後輩 「うーん。自分の身をもって体験するって、大事ですね」

歯間ブラシ指導の注意点

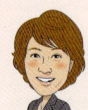

歯間ブラシを使いこなすには、実は高度な技術が必要です。自分自身で歯間ブラシを使用してみるとそれがわかるでしょう。臼歯部は挿入角度がわかりにくい、指で固定をとると安定しやすいなど、TBI時にお伝えすることもわかります。

歯間ブラシは近心側と遠心側に沿わせてストロークする必要があるため、サイズはややゆるめを選択します。歯間部にきっちりのサイズだと歯間乳頭に必要以上の退縮を招くおそれがあるほか、ワイヤーがゴリゴリ当たることが不快なため、患者さんの歯間ブラシへの意欲を低下させる可能性もあります。

逆に太いサイズは毛足が長く感触がソフトなため、十分に歯間空隙がある場合は、積極的に取り入れてみましょう（図4）。

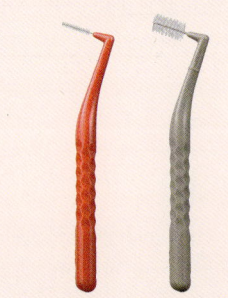

図❹　DENT. EX歯間ブラシ（ライオン歯科材）。左：4Sサイズ。ワイヤー径0.2mmが歯間通過径0.6mmを可能

後輩 「あのう……、ゴム製の歯間ブラシって、どう思います？」
青木 「いいんじゃない？　歯間ブラシを入れるのが怖い患者さんの導入としてもいいわよ」
後輩 「なるほど！」
青木 「ただ、きちんとプラークが落ちるのかをジャッジしなきゃね！」

後輩　「プラークが落ちれば、ゴム製の歯間ブラシでもよいということですか？」

青木　「逆にプラークを落とすことが難しければ、残念だけど役に立たないっていうことね」

歯間ブラシ関連の商品あれこれ

　ゴム製の歯間ブラシについて多くの質問を受けますが、歯間ブラシを使うことが目的ではなく、プラークを除去することが目的ですので、プラークコントロールが可能であればよいと考えています。歯間ブラシ関連の商品は多く販売されていますが、根本の考えは同じです。いろいろなメーカーのさまざまな歯間ブラシを試してみましょう。

　また、歯間ブラシにフッ素入りジェルタイプの歯磨剤を併用することもお薦めです。う蝕予防はもちろんですが、とくに口腔乾燥症の患者さんには必ず使っていただいています。10年以上前、唾液が少ない状態で歯間ブラシを使い、歯肉に目に見えないほどの小さな傷をいくつも作った患者さんがいらっしゃいました。歯肉と歯間ブラシの摩擦を解消する意味でも、ジェルタイプの歯磨剤との併用は有効です（図5、6）。

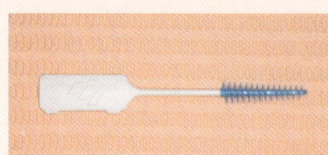

図❺　ゴム製歯間ブラシ。「やわらか歯間ブラシ」（小林製薬）

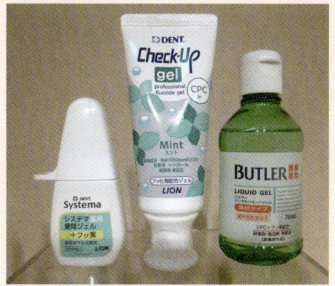

図❻　歯間ブラシと併用したいフッ素入りジェルタイプの歯磨剤

後輩　「歯間ブラシと一言でいっても、いろいろあるんですね」
青木　「そうね。知らないなんて、もったいないじゃない？」
後輩　「すべては患者さんのよりよいセルフケアのため、ですね」
青木　「そのとおりよ」
後輩　「明日からいろいろやってみたいことが増えました。今回もありがとうございました」

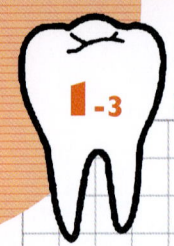

1-3 Periodontal treatment

糖尿病と歯科との関係について教えてください①

後輩　「こんにちは！　今回もよろしくお願いします」
青木　「こちらこそ、よろしくね！」
後輩　「今回のテーマは、"糖尿病"でお願いします」
青木　「糖尿病！　歯科衛生士にとっては欠かせない勉強ね」
後輩　「はい。そうなんですけど、なかなか難しくて……」
青木　「そうね。では、がんばって勉強しましょうか」

　　　　　　　❖　　❖　　❖

後輩　「糖尿病は、臨床でとても気をつけないといけない病気なんですよね？」
青木　「そうよ。そのとおりよ」
後輩　「それはどうしてですか？」
青木　「ちょっと待って！　その前に、糖尿病はどのような病気なのか説明できる？」
後輩　「はい、えっと……」
青木　「では、まずは糖尿病そのものを理解する必要があるわね」

糖尿病って、どんな病気？①

　人間が生きていくうえで必要なエネルギーとなる栄養素は糖質です。炭水化物も糖質に含まれています。口から入った糖質は分解されてブドウ糖となり血液中に吸収され、肝臓に送られてから全身に運ばれます。肝臓や筋肉でブドウ糖が十分になると、余ったブドウ糖は脂肪として貯蔵されます。このように、糖がエネルギーとして使われるまでの仕組みを「糖代謝」といいます。
　糖代謝が効率よく行われるためには、膵臓から分泌されるインスリンというホルモンが必要です。糖尿病はインスリンの働きが悪かったり量が減ることで、糖代謝がうまく働かなくなるために起こる病気です。

表❶　糖尿病の分類

1型糖尿病
膵臓のβ細胞が壊れていて、インスリンが分泌されないためインスリンの絶対量が不足することで起こる糖尿病

2型糖尿病
インスリンの分泌量が少なかったり、インスリンの働きが悪くなったりすることで起こる糖尿病

妊娠糖尿病
妊娠をきっかけにして発見された、または発症した糖尿病。多くの場合は出産後に治まるが、数年後に本格的な糖尿病になるケースもある

その他の糖尿病
その他の特定の病気が原因で起こる糖尿病や、遺伝子異常が原因で起こる糖尿病

（片山隆司：図解でわかる糖尿病．主婦の友社，東京，2011．より引用改変）

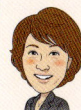

糖尿病って、どんな病気？②

血液中のブドウ糖を「血糖」といい、その濃度は「血糖値」と呼ばれます。食事をするとブドウ糖が血液中に増えますが、健康な人は、食後数時間後に元の数値に戻ります。しかし、糖代謝のしくみが壊れてしまうと、食後も血糖値の高い状態が続きます。エネルギーが効率よく利用できないため体が衰弱していきますし、さまざまな合併症を引き起こします。

後輩　「糖尿病って、そのような病気なんですね」
青木　「簡単にいうと、エネルギーとなる栄養素をうまく使えなくなる病気なの」
後輩　「怖いんですね」
青木　「それから糖尿病は、実はいろいろな分類があるのよ（**表1**）」
後輩　「そうなんですか！」

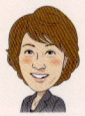

糖尿病には種類があります

糖尿病は大きく分けて、「1型糖尿病」、「2型糖尿病」、「妊娠糖尿病」、「その他の糖尿病」の4種類があります。

1型糖尿病は子どもや若い人に多く、インスリンを分泌する膵臓のβ細胞機能がもともと低いか、何かの原因で壊れてしまい、インスリンがほとんど出なくなる糖尿病ですが、原因はよくわかっていません。

2型糖尿病は、もともとは膵臓の働きは正常なのに、生活習慣の悪さからインスリンの働きが悪くなったり分泌量が悪くなったりすることで起こります。糖尿病の約90%がこの2型糖尿病です。

妊娠糖尿病は、妊娠中に発症する糖尿病ですが、多くの場合は出産後に正常に戻ります。安全な出産のために厳格な血糖コントロールが必要です。

その他の糖尿病は、膵臓病、肝臓病、感染症、遺伝子異常などの病気によって引き起こされる糖尿病です。

表❷　1型糖尿病と2型糖尿病の比較

	1型糖尿病	2型糖尿病
発症年齢	若年（20歳以下に多い）	中高年（40歳以降に多い）
体型	やせ型に多い	やせ型もいるが、比較的に肥満型に多い
発症の原因	膵臓のβ細胞が自己免疫反応を起こして破壊されることによる	遺伝的資質に肥満、運動不足、ストレスなどの環境要因が加わることによる
症状	突然、発症する。糖尿病特有の症状がすぐに現れる。症状は急激に進行する	自覚症状が現れにくく、いつ発症したか特定が難しい。病状はゆっくりと進行する
治療方法	インスリン注射	食事療法と運動療法が基本。病態によって飲み薬やインスリン注射を併用
比率	糖尿病患者の3〜5%	糖尿病患者の90%以上

（片山隆司：図解でわかる糖尿病．主婦の友社，東京，2011．より引用改変）

後輩　「糖尿病にも、そんなに種類があるんですね」
青木　「そうよ。それぞれの糖尿病で、症状の現れ方や経過、治療の方法が異なるのよ（**表2**）」
後輩　「そうなんですか！」

青木 「いずれにしても糖尿病治療の基本は、食事療法と運動療法。薬物療法が必要になってくる場合も多いわね」

後輩 「糖尿病って、どうやって発見されるんですか？」

青木 「私の経験では、健康診断で見つかったという患者さんが多いけど、自覚症状で疑われる場合もあるのよ」

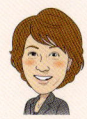

糖尿病の症状

尿の回数、量が多くなる：血液中にブドウ糖が多くなると尿が多くなります。血糖値が高い状態が続くと、尿と一緒にブドウ糖も排出されます。

のどが渇く：尿が多くなると水分が排出されるのでのどが渇きます。

食べているのに痩せる：糖尿病が進むと、食事から摂った糖質を十分にエネルギーに変えることができなくなるので、脂肪や筋肉が分解されてエネルギーを補うようになります。糖質をいくら食べても痩せてしまうのはそのためです。

だるい、疲れやすい：ブドウ糖をエネルギーに変えることができないため、休んでも疲れが取れず、常に体がだるい状態が続きます。

　実は、糖尿病は初期の段階では自覚症状がほとんどありません。これらの症状が見られたら、すぐに医師の診断を受けるべきです。

青木 「来院した患者さんに聴き取りをして、いまのような症状がみられて、医師のコントロールを受けていない場合は、医科の受診を勧めることも大切よ」

後輩 「自分が糖尿病だと気づいていない患者さんもいるということですね」

青木 「そうなの。糖尿病は発症したらすぐに医師のもとで治療を始める必要があるの」

後輩 「自分の担当患者さんがいつまでも元気でいるために、私たちも気づかないといけないことがあるのですね」

青木 「とくに唾液が減少傾向にある患者さんには、念のためうかがったほうがいいわね」

後輩 「そうですね。気をつけます」

青木 「では次回は、いよいよ糖尿病と歯科の深い関係性をお話ししましょうね」

後輩 「はい、がんばって勉強します。今回もありがとうございました」

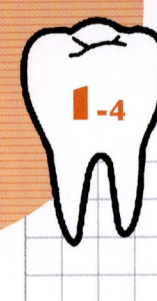

1-4 Periodontal treatment

糖尿病と歯科との関係について教えてください②

後輩　「こんにちは！　今回は前回の続きですね」
青木　「こんにちは。前回はどうだった？　糖尿病の基本のお話だったけれど」
後輩　「はい、まずは糖尿病そのものを理解することが大切だと思いました」
青木　「そう、それはよかったわ！」
後輩　「今回は、いよいよ糖尿病と歯科がどのような関係性があるか、ですね」
青木　「そうよ。ではさっそく始めましょうか」

∴　∴　∴

後輩　「単純に考えると、糖尿病患者さんは歯が悪くなりやすいっていうことでしょうか」
青木　「あら！　話が早いわね」
後輩　「はい、なんとなくそんなイメージがあります」
青木　「実はズバリ、そのとおりなのよ」
後輩　「ええっ！　やっぱり……」
青木　「ただし、イメージではなく、きちんとした調査に基づいた結果があるのよ」
後輩　「本当ですか？」
青木　「ええ、本当よ。糖尿病患者さんは歯の喪失が進んでいるという……」

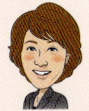

糖尿病の人は歯の喪失が進んでいる

糖尿病患者さんは健康な人と比較すると、2～3本歯が少ないという興味深いデータがあります（図1）。ちなみに、ここで示す「HbA$_{1c}$」というのは「ヘモグロビンA$_{1c}$」の略ですが、赤血球中のヘモグロビンとブドウ糖がくっついたもので、HbA$_{1c}$の検査では過去1～2ヵ月の血糖の状態がわかります。HbA$_{1c}$が6.1％を超えると糖尿病とされ、ただちに治療が開始されます。

　図1は、関連要因を調整したうえで、年齢階級別に現在歯数の平均値をHbA$_{1c}$別に算出したものです。糖尿病が強く疑われるHbA$_{1c}$ 6.1％以上の群では、健常とされるHbA$_{1c}$ 5.5％以下に比べて、現在歯数が2～3本少ないことがわかります。

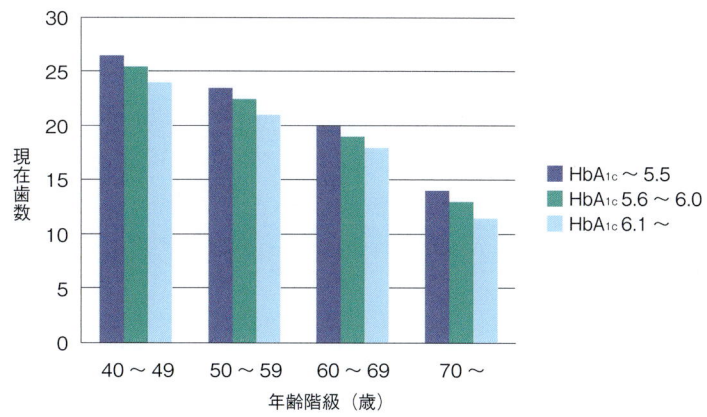

図❶a　男性

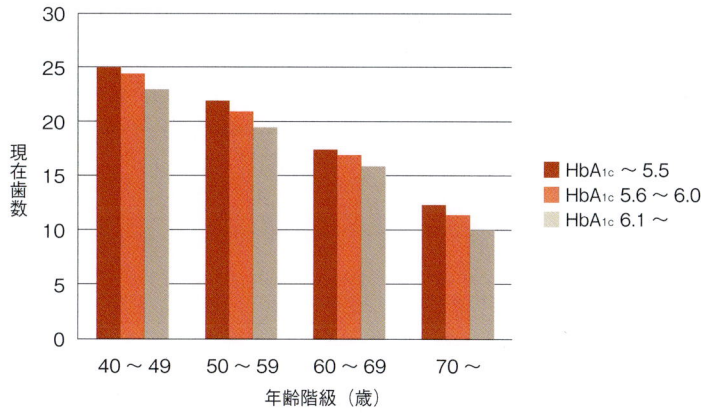

図❶b　女性

（日本歯科総合研究機構（編）：健康寿命を延ばす歯科保健医療　歯科医学的根拠とかかりつけ歯科医．医歯薬出版, 東京, 2009. より引用改変）

後輩　「やっぱり糖尿病患者さんは、歯が悪くなりやすいって本当だったんですね」

青木　「そうなの。このデータひとつを見ても、歯科は糖尿病と深い関係性があることがわかるでしょう？」

後輩　「はい、そうですね。でも、なぜ糖尿病患者さんは歯を失いやすいのでしょうか？」

青木　「とってもよい質問！　それはやはり歯周病との関連性が大きいのでしょうね」

後輩　「一般的にも、"糖尿病が歯周病のリスクになる"って言われていますものね」

1-4　糖尿病と歯科との関係について教えてください②　21

糖尿病と歯周病の関係

糖尿病と歯周病の関係を示す文献は、数え切れないほど存在します。そして、多くは「糖尿病が歯周病に悪影響を及ぼす可能性について」というものです。糖尿病であると歯周病が悪化する理由を**表1**にまとめます。

糖尿病患者は健常者と比較すると、歯周病罹患率が高く、重症化しやすい可能性が高いことがわかると思います。糖尿病は歯周病のとても大きなリスクです。そして歯周病が安定すると、糖尿病の血糖コントロールがうまくいくようになるといわれています。ですから、糖尿病患者の治療においては、糖尿病だけではなく歯周病の管理も必要なのです。

私たち歯科衛生士にとって臨床現場で大切なことは、糖尿病と歯周病の関係を正しく患者さんにお伝えすることから始まります。口腔内で気をつける点は、何をおいてもまずはプラークコントロールです。

免疫力が落ちているため、感染症を起こしやすくなるのはもちろんですが、歯肉の毛細血管から歯周病原細菌が侵入すると、**サイトカイン**※がインスリンの働きを阻害して血糖値が上昇するため、歯肉の炎症が十分に改善してからスケーリングを行うなど、出血に気をつける必要があります。

※**サイトカイン**：細胞から分泌されるタンパク質性因子の総称。免疫応答の制御、細胞の増殖、分化の調節などの作用を示す

表❶　歯周病と糖尿病の相互作用（日本歯科総合研究機構（編）：健康寿命を延ばす歯科保健医療　歯科医学的根拠とかかりつけ歯科医．医歯薬出版，東京，2009．より引用改変）

1	高血糖による脱水傾向のために口腔が乾燥し、唾液の働きが悪くなり、歯肉に炎症が起こりやすくなること
2	血糖値が高いと歯肉溝滲出液中の糖分も高くなり、歯周ポケット内の歯周病原細菌が繁殖しやすくなること
3	高血糖が続くと白血球の遊走能、貪食能、殺菌能などの機能が低下し、歯周病原細菌に対する抵抗力が低下すること
4	コラーゲン線維や血管基底膜の代謝が低下して、歯周組織の修復力が低下すること
5	過剰な血中ブドウ糖がタンパク質と結びついて作られる最終糖化産物（advanced glycation endproducts：AGE）が、Ⅰ型コラーゲンやラミニンなどの歯周組織で重要な基質分子の機能的な性質を変化させること

青木　「ところで、日本糖尿病協会という社団法人があるのだけれど、知っているかしら？」
後輩　「いいえ。どのような団体なのですか？」
青木　「それはね、糖尿病についての正しい知識の普及啓発活動や、療養支援、調査研究、交際交流を行っている団体なの」
後輩　「へえ、知りませんでした」
青木　「それでね、その日本糖尿病協会には、歯科医師登録制度があるのよ」
後輩　「すごい！　それって糖尿病は歯科と本当に深いかかわりがある、ということですよね」
青木　「そうなの。そのとおりよ」

各専門分野との連携

日本糖尿病協会は、医師の登録制度のほか歯科医師の登録制度も設けています。糖尿病と歯周病の因果関係は多くの論文で報告されており、医科、歯科の登録医相互の連携を強化して、糖尿病、歯周病、血管病変などの予防ならびに治療の向上を目指しています。日本歯科医師会と日本糖尿病協会が力を合わせ、さらに日本歯周病学会も活動に協力しています（図2）。

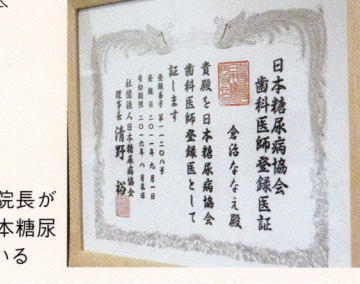

図❷　当院では、院長が歯科医師として日本糖尿病協会に登録している

後輩　「医科と歯科が連携して、病気を予防・治療するって、素晴らしいですよね」
青木　「そうね、これは糖尿病ならではなんだけど、私たちは歯科医療従事者として、患者さんの口腔内だけではなく全身にも目を向ける必要があるのね」
後輩　「はい、改めて気が引き締まります」
青木　「理解を深めるためにも、一緒にもっと勉強しましょうね」
後輩　「はい！　今回もありがとうございました」

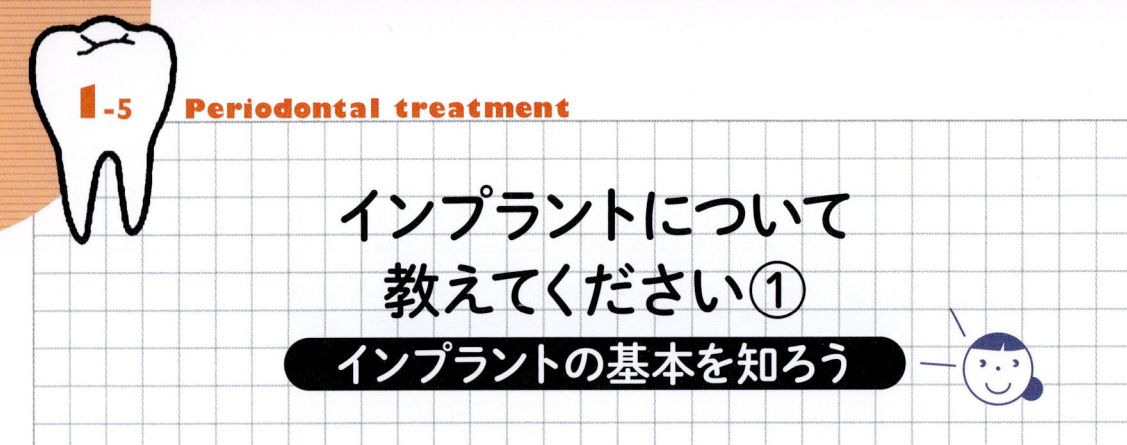

1-5 Periodontal treatment

インプラントについて教えてください①
インプラントの基本を知ろう

後輩 「こんにちは！ 今回もよろしくお願いします！」
青木 「こちらこそ、よろしくね」
後輩 「最近、インプラントについての質問が多いんです」
青木 「あら、どのような？」
後輩 「ええっと、『インプラントのプロービングはしてもよいのですか？』、『研磨剤は何を使っているのですか？』、『メインテナンスの注意点は？』、あとは……」
青木 「ちょっと待って！ そんなにたくさん質問があるの？」
後輩 「はい。ちょっとした疑問がみんな多いようです」
青木 「わかったわ。では、今回はインプラントについて勉強していきましょう」

❖ ❖ ❖

後輩 「でも、インプラントについての勉強は、インプラント治療を実施していない医院の歯科衛生士には、興味が薄いかもしれませんね」
青木 「あら！ それじゃ駄目なのよ。たとえ自分の勤務先でインプラント治療をしていなくても、口腔内にインプラントがある患者さんがいらっしゃったら、どうするの？」
後輩 「あっ！ そうか！ そうですね」
青木 「インプラント治療を受ける患者さんが増加するいま、すべての歯科衛生士がインプラントについての知識を備えていなければいけないと私は思うわ」
後輩 「はい！」
青木 「では、最初にインプラントの歴史からお話ししましょうか」
後輩 「インプラントの歴史ですか？」
青木 「ええ、そうよ。歴史を知ると、インプラントへの興味がもっと涌くと思うわ」
後輩 「そうですね！ ではお願いします！」

インプラントの歴史

実はインプラントの歴史は古く、ある種のインプラント治療はなんと紀元前の昔から行われていたという記録があります。しかし近年に至るまで、患者さんに満足のいく実績はあげられませんでした。なぜなら、私たちの生体は免疫の働きにより、体に入ってきた異物を排除するようになっており、たとえインプラントを施しても自立せず、長くもたないといわれていました。

ところが、いまから60年近く前、世紀の大発見が起こりました。スウェーデンの医師、ブローネマルク博士が「生体が、異物であるはずの金属を排除せず、しっかり結合する」ことを発見したのです。ある実験中、ウサギの骨とチタンが結合してしまったことによる発見というエピソードは、あまりにも有名です。この「チタンと骨が結合する」という驚くべき現象は「オッセオインテグレーション」と名づけられました。それから、8年に及ぶ動物実験の後、1965年の臨床応用を境にインプラント治療はめまぐるしく発展し、現在に至ります。

青木　「失った歯を取り戻したいという願いは、古くから人類の悲願だったのよ」

後輩　「初めて聞きましたが、インプラントの歴史って古いんですね！」

青木　「興味深い話だと思わない？」

後輩　「すごい大発見だったのですね!!」

青木　「そうなのよ。この発見で、『骨結合型（オッセオインテグレーテッド）インプラント』が開発されたの」

後輩　「はい！」

青木　「当初、無歯顎の患者さんを対象に2回法で行われたインプラント治療は、術後5〜12年で上顎84％、下顎93％という、高いインプラントの残存率※を示したので、急速にインプラント治療が普及するようになったのよ」

後輩　「そうだったんですか！　ところで、インプラントってどのような構造をしているのですか？　インプラントが骨と結合するのはわかったんですけど、どこが結合するんですか？」

青木　「そうよね。口腔内とX線写真をみるだけでは、わからないわよね」

後輩　「はい」

青木　「では、インプラントの構造を図1に示してみましょうか」

※**インプラントの残存率**：ある時期の検査時にインプラントもしくはその修復物が存在するかどうかを意味する

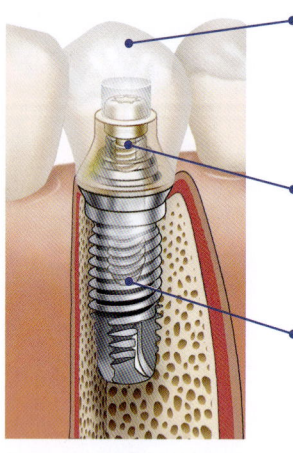

● **上部構造（人工の歯冠）**
通常のクラウンやブリッジの人工歯と同様に、セラミックスなどで作られる。固定式、可撤式に分けられ、固定式はセメント合着式とスクリュー固定式に分けられる。

● **アバットメント**
上部構造とフィクスチャーを繋ぐ連結部分。また、フィクスチャーと一体になっているものもある。

● **フィクスチャー（インプラント体、人工歯根）**
生体と親和性が高いチタン製が主。オッセオインテグレーション（骨結合）が獲得できたら、天然歯のような生理的動揺はない。

図❶　インプラントの構造（『Nobel Biocare カタログ』より引用改変）

後輩　「わぁ、こういう構造だったのですね」
青木　「これはインプラント手術の術式にも関係するから、覚えておくと役に立つわ」
後輩　「こうして見ると、本当に『人工の歯』ですね！」
青木　「そうね。でも天然歯とは大きな相違点があるのよ」
後輩　「そんなに違うのですか？」
青木　「**表1、図2**に歯周組織とインプラント周囲組織の相違点を示すわね。これはインプラントの診査やメインテナンスには絶対に欠かせない知識だから、がんばって理解してね」

表❶　歯周組織とインプラント周囲組織の相違点（参考文献[4]より引用改変）

	歯周組織	インプラント周囲組織
結合組織の成分 　　コラーゲン含有量 　　線維芽細胞	歯肉 歯肉	＜　インプラント周囲粘膜 ＞　インプラント周囲粘膜
コラーゲン線維の走行	歯根に垂直および平行	インプラントに平行
セメント質の存在	有	無
歯槽骨との関係	歯根膜組織が介在	骨結合
血液供給	歯根膜、歯槽骨、歯肉	歯槽骨、歯肉
歯周プローブ挿入時の抵抗性	歯肉　　＞	インプラント周囲粘膜
プラークに対する抵抗性	歯肉　　＞	インプラント周囲粘膜

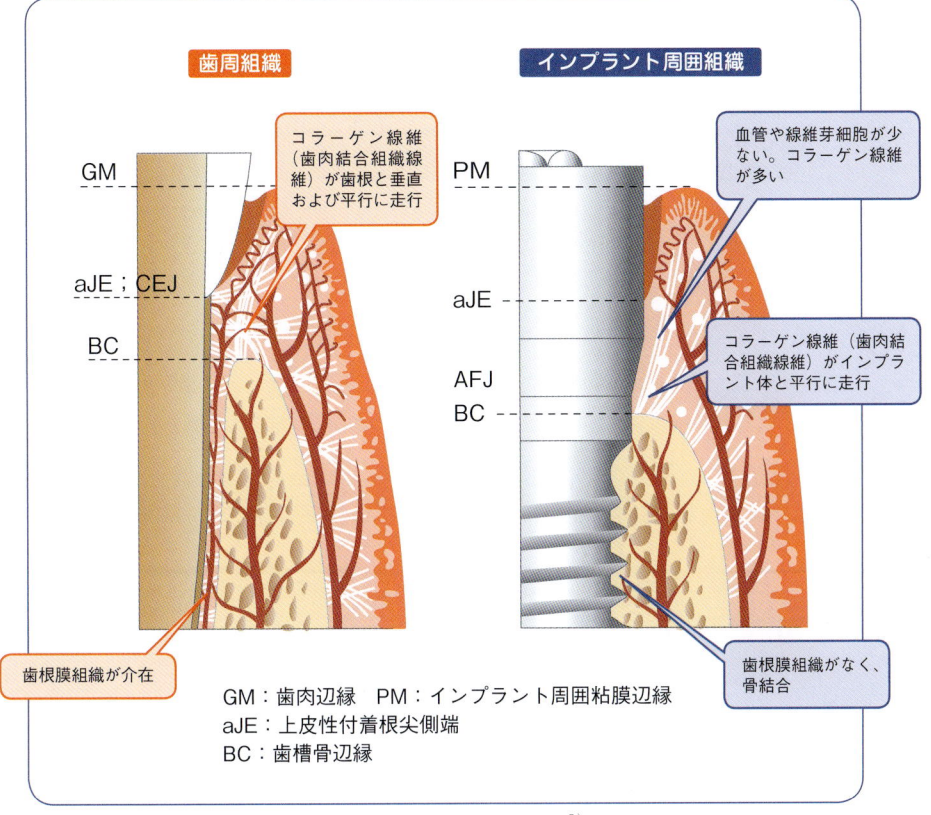

図❷ 歯周組織とインプラント周囲組織の相違点（参考文献5)より引用改変）

後輩 「ええっと、インプラントは歯根膜がなくて、血管や線維芽細胞が少ない……」

青木 「そう。そして歯肉結合組織線維であるコラーゲン線維の走行の違いも重要よ」

後輩 「見た目は"歯"そのものですけど、体へのくっつき方が違うということですね！」

青木 「どう？　ちょっと難しいかしら」

後輩 「でも、必要な知識ですよね」

青木 「そうよ。これがわかっていないと、インプラントのメインテナンスは絶対にできないわ」

後輩 「そうですね！　がんばります！」

青木 「では、次回も引き続きインプラントを勉強しましょう」

後輩 「はい！　よろしくお願いします！」

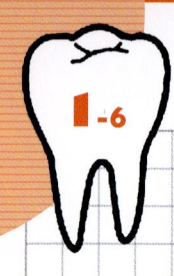

1-6 Periodontal treatment

インプラントについて教えてください②
インプラント治療における術前診査

後輩「先輩、こんにちは！」
青木「こんにちは。今回は前回に引き続き、『インプラント治療』がテーマね」
後輩「はい！　よろしくお願いします」
青木「今回は、インプラント治療における術前診査について、勉強するわよ」
後輩「わぁ、難しそう……」
青木「そうね。でもインプラント治療を成功に導けるか否かの大切なステップだから、がんばりましょう」

❖　❖　❖

後輩「大切なのはわかりますけど、でも術前診査って歯科医師の業務なのでは……？」
青木「確かにそうね。でも、すべてを歯科医師に任せきりで、歯科衛生士は『何も知りません』で、いいのかしら？」
後輩「はい……。患者さんに聞かれて答えられないのもいけないですよね」
青木「そうよ。それよりも、患者さんがインプラント治療を受けることになった場合、術前診査に歯科衛生士がサポートする役割は、むしろ大きいと私は思うわ」
後輩「わかりました。がんばります」
青木「その調子よ！　では、項目を分けて解説していきましょうね」

---

 ①医療面接

インプラント治療を希望される患者さんに対し、円滑に治療を進めることができるようコミュニケーションを図ることはたいへ

ん重要です。インプラント治療を行う前提として、ほとんどの場合「一度、歯を失っている」わけですから、インプラント治療を開始する前に、十分に問診・聴き取りを行うことが大切です。

①歯周病罹患状態
　歯周病のリスクファクターは、そのままインプラントのリスクファクターになるので、「歯を失った原因が歯周病であった」ならば、医療面接の段階で患者さんに対して、病状や治療方法に関する情報を提供し、治療への協力を得られるように努めます。

②インフォームド・コンセント
　患者さんに、インプラント治療とはどのようなものであるかを十分に説明する必要があります。そして、それに対して十分理解していただいたうえで承諾を得ます。患者さんによっては、歯科医師に伝えづらい小さな質問や疑問を歯科衛生士に問うてくる場面もあるでしょう。歯科医師と患者さんの十分な信頼関係が築けるように、配慮してサポートします。

②歯周病リスクファクターの検査

　先にも述べましたが、インプラント治療を行うということは、「一度、歯を失っている」というのが事実です。歯を失う原因の2大疾患の一つは歯周病ですから、当然、歯周病に関する検査は必要といえます。

①全身疾患
　歯周病は口腔局所の感染症としてだけでなく、全身に影響する慢性感染症であることが近年あきらかになってきています。また、歯周病のリスクファクターとしてのみではなく、インプラント治療は外科処置であることから、全身の疾患を把握しておくことが非

常に重要です。とくに「骨粗鬆症」「糖尿病」「心疾患」に関しては、十分に配慮し、必要があれば医師への対診が必要となります。

②生活習慣（喫煙、栄養、ストレスなど）

　喫煙は、歯周病の大きなリスクファクターであるとともに、インプラント治療後の治癒を遅延させる要因でもあります。禁煙指導、対策をする必要があるでしょう。栄養は、コラーゲン代謝や免疫反応、骨代謝との関連などに影響します。また、ストレスによる生活習慣の変化などがインプラント治療の予後に影響すると思われます。

③歯周組織の検査

　歯周病の一般的な検査を実施します。エックス線検査および口腔内写真、歯周精密検査として、歯の動揺度、プロービングポケットデプス、プロービング時の出血の有無、およびプラークの付着状態などを測定します。歯周組織の検査結果は、インプラント治療の予後の判定、患者教育などに有効に活用します。歯を失った患者さんの残存歯周組織の検査を行い、インプラント治療前に歯周治療を行うことが、インプラント治療を成功に導くカギといえるでしょう。

④画像診断

　欠損およびインプラント埋入部位の歯槽骨の状態を把握することは、極めて重要です。とくに歯周病が原因で抜歯となった場合、

歯槽骨の吸収ならびに周囲粘膜の喪失がインプラント治療に大きな影響を与えます。

①エックス線写真診査
　インプラントを埋入するために十分な高さの歯槽骨があるかどうかを調べます。歯槽骨は人により形態が異なるため、必要不可欠な診査です。エックス線写真からは、インプラント埋入部位の骨形態、骨質、周囲の解剖構造、骨内病変などを評価します。

② CT (computed tomography) 検査
　エックス線写真診査の結果、インプラント埋入部位の骨量が足りない場合などは、とくに詳しい形状などを把握する必要があります。CT検査は、歯槽骨の幅と前後のスペースを詳細に診断するためにたいへん有効です。近年、歯科用CT撮影装置の発展により、従来よりも被曝線量が少ないCT検査が可能になっています。

後輩　「こんなに項目が多いだなんて……」
青木　「その他にも、インプラント治療にかかる期間、費用、日程の計画など、綿密な打ち合わせが不可欠ね」
後輩　「術前診査は、歯科医師だけの業務ではないのですね……」
青木　「そうよ、歯科医師からの指示があれば、歯科衛生士が担当する診査も多いと思うわ」
後輩　「はい」
青木　「インプラント治療を実施する歯科医師、それを受ける患者さん、双方をサポートするのが歯科衛生士の役割よ。すべての目標はインプラント治療を成功に導き、それを維持することだから、歯科衛生士としてできることを考えなくちゃ」
後輩　「そのとおりですね」
青木　「では次回は、インプラント治療を維持すること、メインテナンスについて勉強しましょうか」
後輩　「はい、次回もがんばります。今回もありがとうございました」

1-7 Periodontal treatment

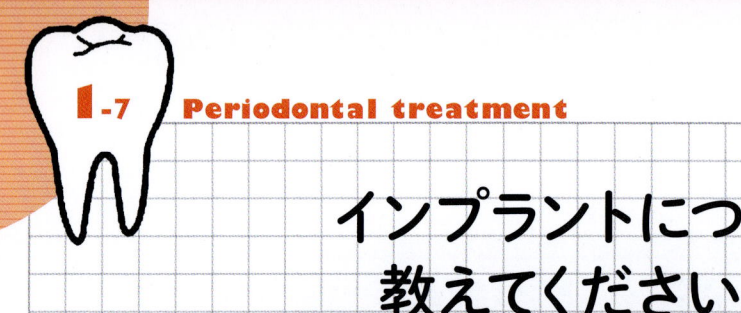

インプラントについて教えてください③
インプラントのメインテナンス

後輩　「こんにちは！　今回もよろしくお願いします」
青木　「こんにちは。今回は『インプラント治療』の最終回よ」
後輩　「テーマは"メインテナンス"ですね。みんな興味があるようです」
青木　「そうでしょう。だって歯科衛生士ですもの！」
後輩　「はい！　よろしくお願いします！」

❖　❖　❖

後輩　「インプラントのメインテナンスって、通常のメインテナンスとどう違うのでしょうか？」
青木　「メインテナンスの考え方は、基本的に通常の天然歯と同じと考えてよいでしょう。インプラントを支えている歯周組織を健全に保つこと。そのためにどうしたらよいのか、という考え方ね」
後輩　「はい。通常の歯周治療と同じですね」
青木　「ただし、インプラントが天然歯と大きく違う点があるのは覚えている？」
後輩　「前々回、勉強しました」
青木　「メインテナンスの考え方は同じでも、天然歯と同様に考えてはいけないインプラントのメインテナンスを解説しましょう」

インプラントのメインテナンスで何を診るのか

①動揺
天然歯と異なりインプラントには生理的動揺はありません。わずかでも動くことがあれば、オッセオインテグレーションの喪失（骨吸収）、またはアバットメントと上部構造の緩みが生じている可能性もあります。すみやかに歯科医師に報告します。

②プラーク（バイオフィルム）付着の状態
天然歯と同様にインプラントにもプラークは付着します。患者さんのプラークコ

ントロールの技術、習慣性を評価します。天然歯とは形態、素材がまったく異なりますので、適切な道具やテクニックを情報提供しましょう。

③**インプラント周囲の診査**

インプラント周囲粘膜を日ごろからよく観察しておきましょう。わずかな腫脹、発赤も見逃してはいけません。天然歯と違いインプラントには歯根膜が存在しません。わずかな炎症であっても、放置すれば天然歯よりも予後不良のリスクは高いのです。

後輩　「インプラントならではの視点で診ないといけないのですね」
青木　「注意を払いつつ、自信をもってメインテナンスに取り組みましょう」
後輩　「はい！　ところで、インプラントのプロービングについてはどうでしょうか」
青木　「そうね。インプラントのメインテナンスに関して、一番多く質問をいただくのがプロービングについてなのよね」
後輩　「ぜひ教えてください！」

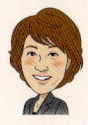

インプラントのプロービング、してもいいの？

結論から述べると、プロービングは行うべきであると考えています。なぜなら、プロービングによってインプラント周囲組織の健康状態がわかるからです。

①**プロービング圧**

インプラント周囲のプロービングを行う場合には、周囲組織にダメージを与えないことが絶対条件です。結合組織のコラーゲン線維の走行方向の関係から（P.27：図2）、プローブを過剰に挿入しては、インプラント周囲組織が側方に押されてしまい、不当なダメージを与えてしまいます。インプラント周囲の適正プロービング圧は0.2〜0.3Nといわれており、天然歯への適正圧より軽圧と覚えておきましょう。

②**プロービングデプス（PD）**

インプラントの挿入深度や周囲の角化粘膜の厚みなどにより異なりますが、良好に経過しているインプラントでは約3mmのPDが存在しているといわれています。

また、プラスチック製のプローブを使用すべきかという質問も寄せられますが、私自身は通常のステンレス製を使用しています。しかし、インプラント専用のプローブを使用することを担当歯科医師から推奨されているのであれば、そのようにすべきだと思います。大切なのはプローブの素材ではなく、適正なプロービング圧を守ることであり、インプラント専用のプローブを使えば安全だということではないのです。

後輩 「よくわかりました。すっきりしました！」
青木 「天然歯もインプラントも、プロービングなくしては正しい診査ができないのよ」
後輩 「はい」
青木 「メインテナンスのお話も終盤にさしかかってきたわね。最後に、私が診療室で使っているメインテナンスの道具を紹介しましょうか」
後輩 「わあ！　ぜひ見せてもらいたいです！」

プロフェッショナルケア

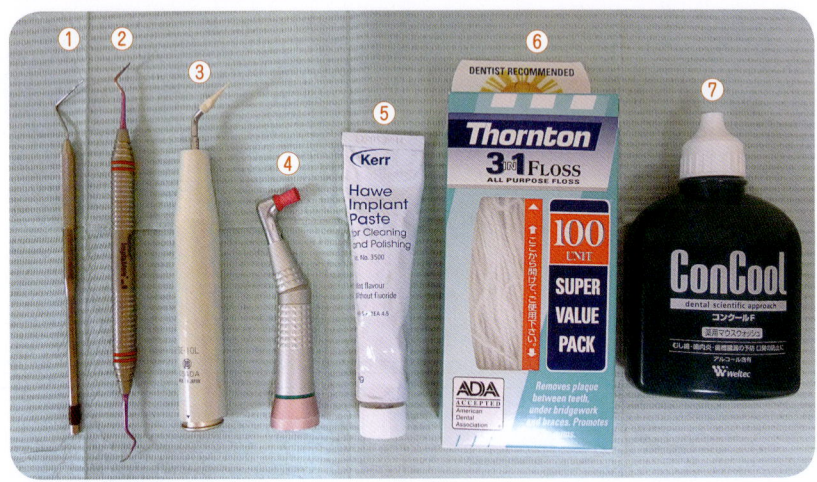

①**プローブ**：歯周診査用プローブ。ステンレス製

②**スケーラー**：インプラント体よりもわずかに軟らかいチタン製。ブレード部が鋭利に加工されておらず傷つけることなく、またプラスチック製よりも薄いため、操作性が高い（ノーデントインプラントスケーラー：ヨシダ）

③**超音波スケーラーチップ**：インプラント専用チップ。プラスチック製。プラークと初期歯石の除去が可能（エナックIMポイント：長田電機工業）

④**プロフィーカップ**：軟らかい素材でカップが広がりやすく、デリケートに細部まで到達する（PMTCプロフィーカップ　♯104：ヨシダ）

⑤**研磨剤**：RDA（相対的象牙質研磨効率）9.8と低い値で、インプラント体に研磨痕をほとんど残さない。フッ素無配合（インプラントペースト：ヨシダ）

⑥**フロス**：スポンジ付きフロス。片方が硬く加工されており口腔内での操作が容易（スーパーフロス：サンデンタル）

⑦**含嗽剤**：グルコン酸クロルヘキシジン、グリチルリチン酸モノアンモニウム配合（コンクールF：ウエルテック）

ホームケア

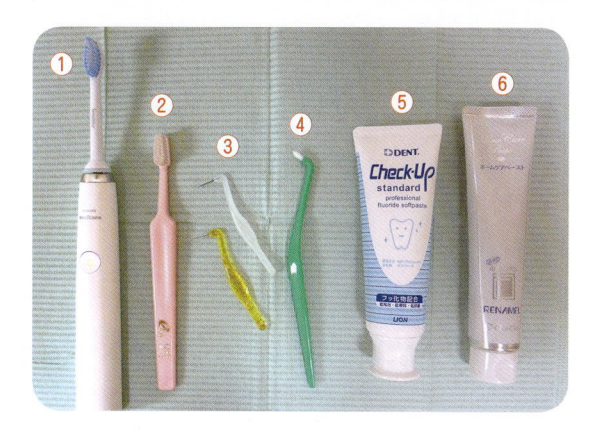

①**電動歯ブラシ**：音波式電動歯ブラシ。基本技術「ソニックテクノロジー」で毛先の届きにくい部分のプラークまで除去する。とくに「センシティブブラシ」は細部まで到達しやすく秀逸（ソニッケアーダイヤモンドクリーン：ヨシダ）

②**歯ブラシ**：毛先はラウンド加工されており、インプラント、歯肉にも傷をつけにくい。軟らかいだけでなく適度なコシがあり、効率的にプラークを除去（テペ：エルバ）

③**歯間ブラシ**：ウレタンコートワイヤー使用。インプラント体を傷つけない配慮だけではなく、異種金属との擦れにより発生するガルバニック電流を抑える（ルミデントiP：ヘレウスクルツァージャパン）

④**タフトブラシ**：毛足が細く長く、複雑な形態部位にも毛先が届く。毛の硬さは3種類。ピーキュア：オーラルケア）

⑤**歯磨剤**：低研磨、低発泡、低香味でどなたにも安心してお勧めできる定番の歯磨剤（チェックアップスタンダード：ライオン歯科材）

⑥**歯磨剤**：研磨剤無配合。ナノ粒子ハイドロキシアパタイトが細菌を吸着し、プラークが作られにくくなる効果がある（アパガードリナメル：オーラルケア）

後輩　「これを使って日ごろからメインテナンスしているのですね」

青木　「そして、患者さんにもメインテナンスが不可欠であると理解していただくことも大切よ」

後輩　「そうですね！」

青木　「個々の患者さんに適した徹底した指導と情報提供を忘れないでね」

後輩　「先生が素晴らしい技術でインプラントを施しても、その後のケアがうまくいかなければいけないですものね」

青木　「インプラント治療の成功のカギは、メインテナンスにあるといっても過言ではないのよ」

後輩　「はい、そう思います。3回にわたり、インプラント治療について教えてくださり、ありがとうございました」

青木　「次回もよろしくね。またがんばりましょう」

1-5、1-6、1-7　監修：小倉 晋・日本歯科大学附属病院 口腔インプラント診療科 科長

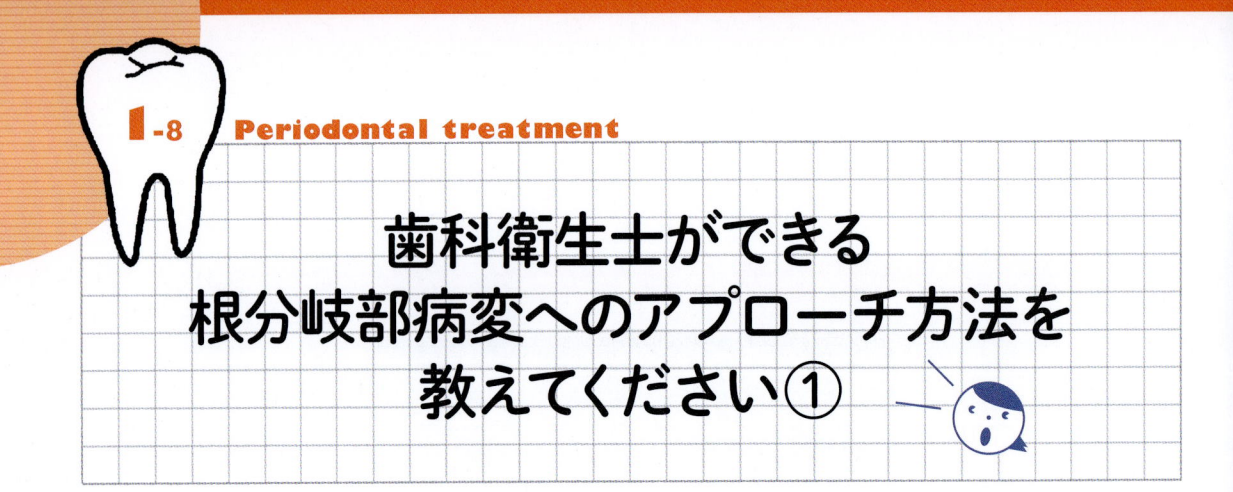

1-8 Periodontal treatment

歯科衛生士ができる根分岐部病変へのアプローチ方法を教えてください①

後輩　「こんにちは！　今回もよろしくお願いします」
青木　「こんにちは！　こちらこそ！」
後輩　「今回のテーマは、"根分岐部病変"でお願いします」
青木　「あら、難しいテーマね」
後輩　「質問が多く寄せられていますから、みんな苦手なんですね」
青木　「そうかもしれないわね。では、みんなでがんばりましょう！」

　　　　　　　　　❖　❖　❖

後輩　「根分岐部病変って、本当に難しくて……」
青木　「今回は『歯科衛生士ができる』範囲というご質問なのよね」
後輩　「はい。SRPやデブライドメントで対応するケースを勉強したいです」
青木　「わかったわ。でもその前に、根分岐部病変をよく知る必要があるわね」
後輩　「理解したうえで、私たちにできることを考える、ということですね」

形態の特徴（下顎）

根っこはへこんでいる!!
根面溝は、歯根の内側に生じる「へこみ」です。
下顎大臼歯では、ほぼ100％認められます。

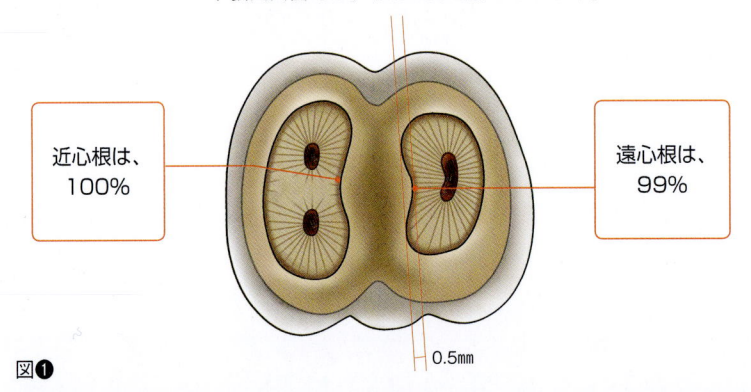

近心根は、100%

遠心根は、99%

0.5mm

図❶

（全国歯科衛生士教育協議会，監修：最新歯科衛生士教本　歯周疾患．医歯薬出版，東京，2006．より引用改変）

根分岐部病変はなぜ難しいのか

大きな咬合力を受けるゆえに歯根が複数存在する臼歯部ですが、歯周疾患が進行してしまうと、歯周ポケットのなかで根分岐部が骨から露出してしまいます。それが根分岐部病変です。難しい！　と感じる根分岐部病変ですが、なぜ難しいのでしょうか。

それは根分岐部の特徴に理由があります（図1）。診査（プロービング）と処置を困難にする根分岐部をポイントごとに解説します（図2〜6）。

根分岐部について知っておきたいポイント

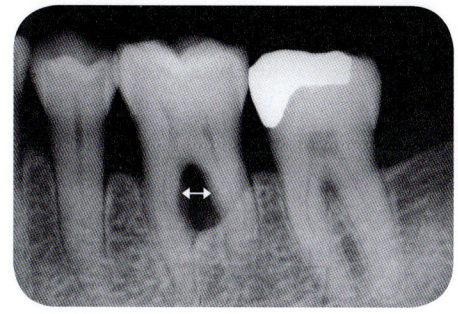

図❷　歯根離開度。入口の幅。根分岐部入口の幅の大きさで、使用するスケーラーを選択する必要がある。広い場合は器具も到達しやすいが、狭い場合は感染の除去は困難である

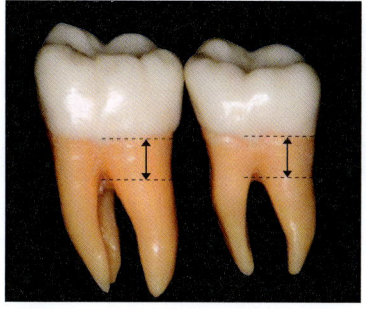

図❸　ルートトランク。CEJ（セメントエナメル境）から根分岐部までの長さ。ルートトランクが短い場合は早期に根分岐部病変に至る

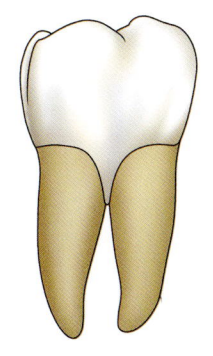

図❹　エナメルプロジェクション。CEJから根分岐部方向へ突出したエナメルの突起。結合組織が上皮付着性のため、細菌性プラークが侵入しやすい

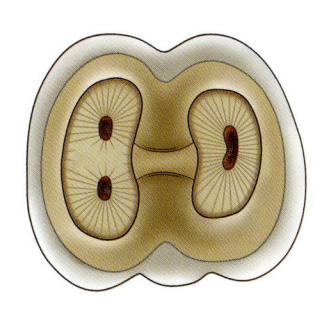

図❺　バイファーケーショナルリッジ（バイファーケーションリッジ、根間稜）。下顎大臼歯の根分岐部病変底部に認められる隆起。70％以上の出現頻度とされている

（図4、5は、山本浩正：歯科衛生士のためのDr.Hiroの超明解ペリオドントロジー．クインテッセンス出版，東京，2004．より引用改変）

ファーケーションプローブの挿入をさまざまな角度から見てみましょう（図6）

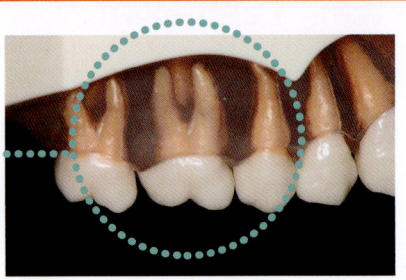

上顎
第1大臼歯

頬側からのプローブの挿入

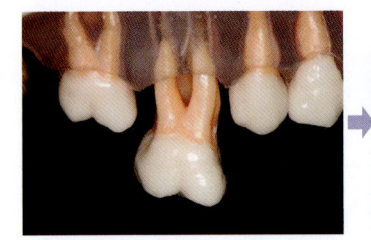

▲頬側から見たところ 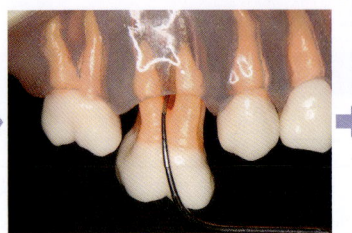　　▲プローブを頬側から挿入

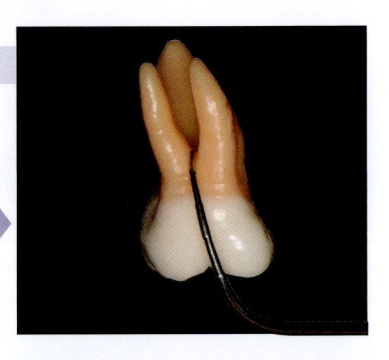

口蓋側近心からのプローブの挿入

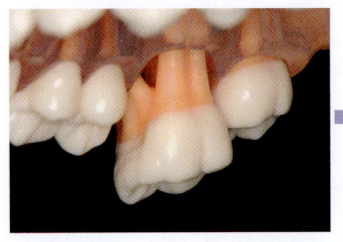

▲口蓋側近心から見たところ 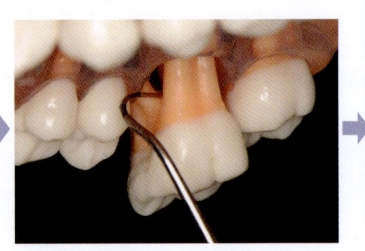　　▲プローブを近心から挿入

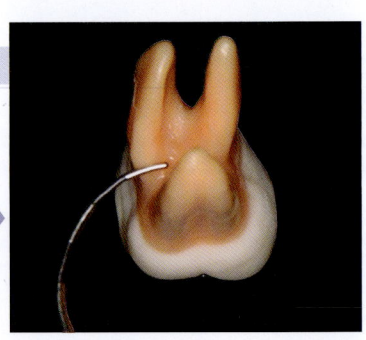

口蓋側遠心からのプローブの挿入

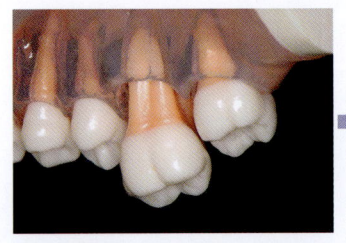

▲口蓋側遠心から見たところ 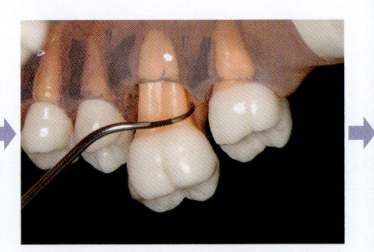　　▲プローブを遠心から挿入

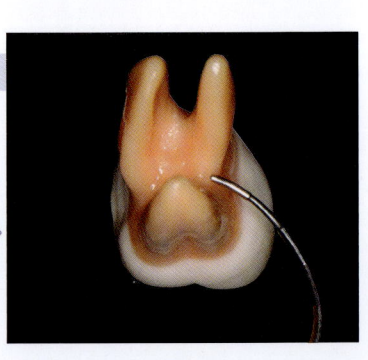

下顎
第1大臼歯

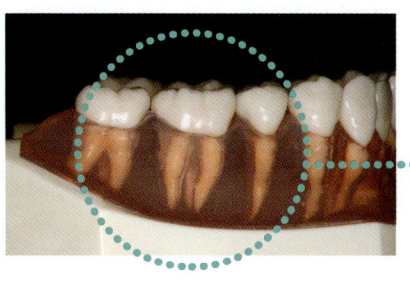

頬側からのプローブの挿入

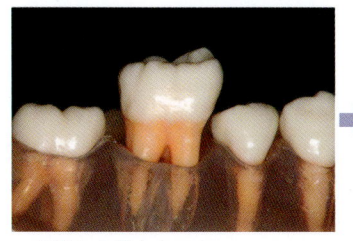

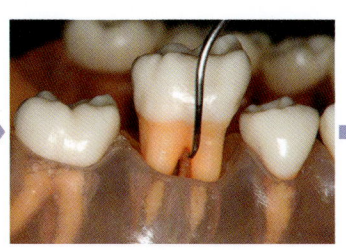

▲頬側から見たところ　　▲プローブを頬側から挿入

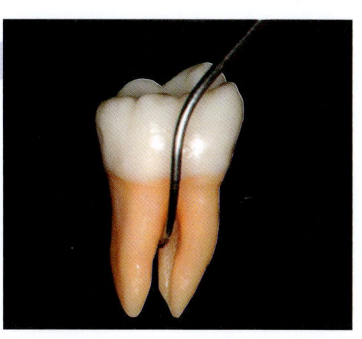

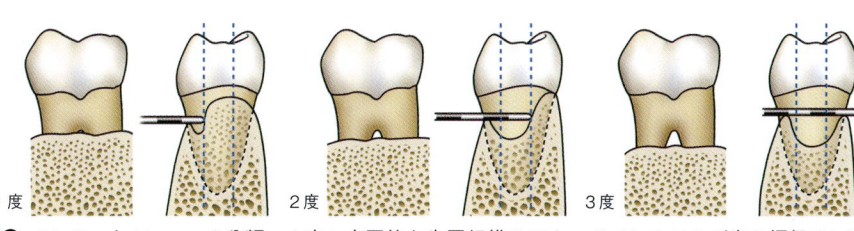

1度　　2度　　3度

図❼　LindheとNymanの分類。1度：水平的な歯周組織のアタッチメントロスが歯の幅径の1/3以内のもの。2度：水平的な歯周組織のアタッチメントロスが歯の幅径の1/3を超えるが、根分岐部を歯周プローブが貫通しないもの。3度：完全に根分岐部の付着が破壊され、頬舌的あるいは近遠心的に歯周プローブが貫通するもの（参考文献[6]より引用改変）

非外科処置の限界

　LindheとNymanの根分岐部病変分類（図7）で、根分岐部病変が「1度」の場合は、SRPである程度は対応できるでしょう。しかし「2度」を越えてしまった場合は、外科処置を施さないと治癒は難しいと考えています。
　これまで解説したとおり、とても複雑な根分岐部はスケーラーなどのインスツルメントのアクセスが困難であり、根分岐部病変が進行すればするほどそれは難しくなります。
　とはいえ、患者さんによっては積極的な外科処置を望まなかったり、全身疾患や投薬内容などにより外科処置ができない場合もあることでしょう。
　次回では、根分岐部病変に歯科衛生士がどのようにかかわるのか、についてお話ししたいと思います。

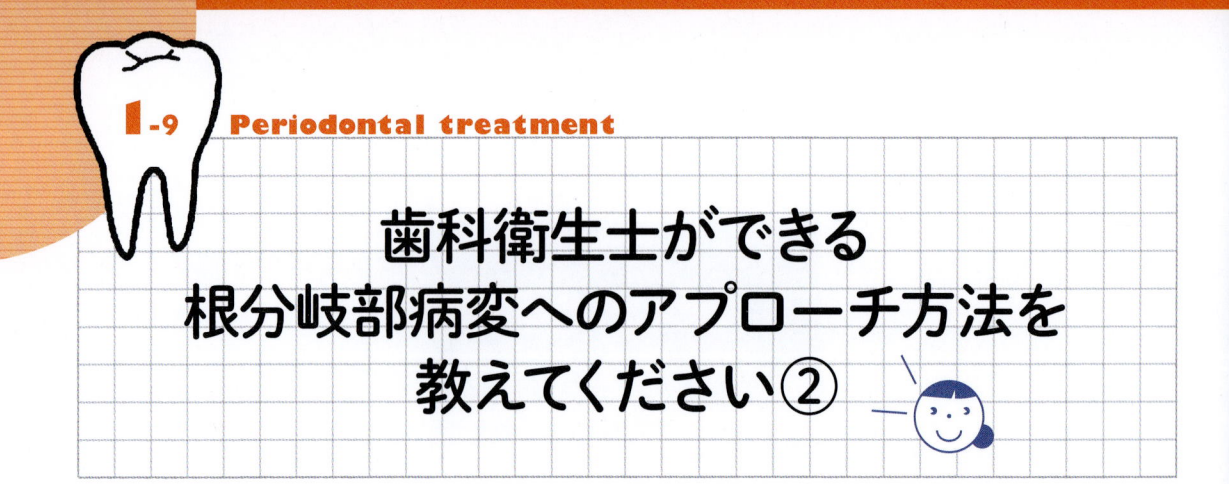

1-9 Periodontal treatment

歯科衛生士ができる根分岐部病変へのアプローチ方法を教えてください②

後輩　「こんにちは！　よろしくお願いします」
青木　「こちらこそ！　前回は『根分岐部病変の治療は難しい』というお話で終わりました（**図1**）」
後輩　「はい、今回は『そこに歯科衛生士がどう対応するか』がテーマですね」
青木　「それでは始めましょうか」

＊　＊　＊

青木　「根分岐部病変は、一般的に1～3度の分類によって治療計画が決定されるの」
後輩　「前回勉強した根分岐部病変の分類ですね（**P.39：図7**）」
青木　「そう。2～3度の病変では歯周外科治療が選択されることが多いけど、今回は患者さんが外科治療を希望しない、全身疾患などで治療できないなど、歯周外科治療を選択しない場合はどうしたらよいのかを考えてみましょう」

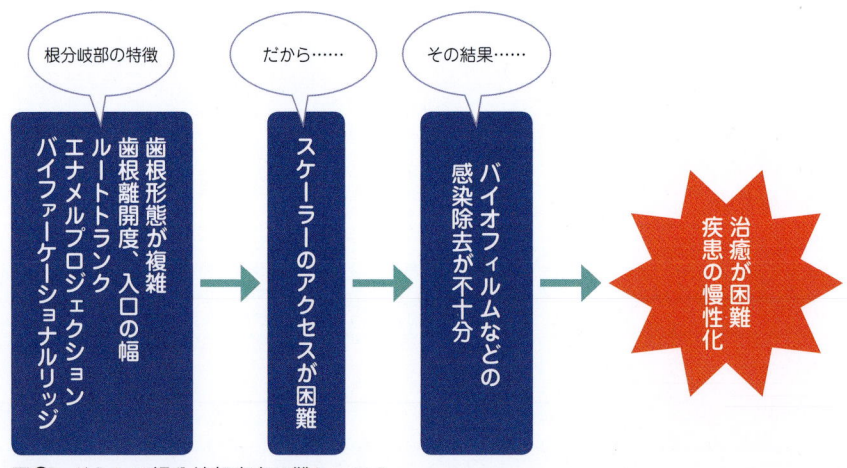

【根分岐部の特徴】
歯根形態が複雑
歯根離開度、入口の幅
ルートトランク
エナメルプロジェクション
バイファーケーショナルリッジ

→【だから……】スケーラーのアクセスが困難

→【その結果……】バイオフィルムなどの感染除去が不十分

→ 治癒が困難　疾患の慢性化

図❶　どうして根分岐部病変は難しいの？

> **歯周外科治療を選択しない場合のポイント**
>
> **①患者さんへの情報提供**
> 　治癒はたいへん困難であり、長期的にみると歯周組織の破壊のリスクが高いといえます。
> 　そのため、歯肉縁上縁下ともに徹底したプラークコントロールが必須となり、良好なセルフケア、定期的なプロフェッショナルケアが欠かせないことを患者さんに理解していただきます。
>
> **②高い診査能力**
> 　根分岐部は前回お話ししたとおり、歯根形態がとても複雑なので、正確に状態を把握する必要があります。歯根形態を立体的にイメージしながらプロービングを行いましょう。そのためには、高い知識と技術が求められます。
>
> **③スケーリング・ルートプレーニングに臨む**
> 　診査で得た情報を頼りにスケーリング・ルートプレーニングに臨みます。スケーラーは、根分岐部の入口の幅に合ったエッジのもの、細いもの、短いものなど、歯根形態に合わせて選択します。
> 　また、歯根面を傷つけないために、必要以上に力を入れないようスケーラーをよくシャープニングしておくことも重要です。そして、自分の技術をよく理解し、過信することなく、スケーリング・ルートプレーニングの限界を知り、「ここまで」と線を引く勇気も必要といえます。

後輩　「やはり、根分岐部病変の治癒は難しいのですね」

青木　「常に歯周病原細菌が口腔内に存在しているので、完全に歯石を取りきれない根分岐部病変の治癒は難しいわね。とくに2〜3度以上の病変では、完全な治癒は困難ね」

後輩　「"治らない"となると、その後はそのままということでしょうか」

青木　「治癒できないとなると、病状を安定させることが目的になるわね」

後輩　「病状安定？」

青木　「そう。"治癒"と"病状安定"は違うのよ。ちょっと解説しましょうか」

"治癒"と"病状安定"の違いは何か

簡単にいうと、「**治癒**：健康になった」と「**病状安定**：健康は回復していないが、病気の進行は止まった」の違いです。

具体的に"治癒"とは歯周組織が臨床的に健康に回復した状態をいいます。歯肉に炎症を認めず、歯周ポケットは3㎜以下で、プロービング時の出血がない、歯の動揺は生理的範囲が基準です。

"病状安定"は歯周組織のほとんどの部分は回復し、一部分に病変があるものの、それが停止している状態をいいます。4㎜以上の歯周ポケット、根分岐部病変、歯の動揺が認められます（**表1**）。

表❶ 治癒と病状安定の違い

治癒
・歯周組織が臨床的に健康を回復
・歯肉に炎症がない
・歯周ポケット3㎜以下
・プロービング時の出血がない
・歯の動揺は生理的範囲内

病状安定
・歯周組織のほとんどが健康を回復している
・一部分の病変は進行を停止している
・4㎜以上の歯周ポケット
・**根分岐部病変**
・歯の動揺

後輩　「なるほど！"病状安定"は、『完全に健康は回復できないけど、病変の進行を止める』という意味ですね」

青木　「とくに根分岐部病変の非外科治療では"治癒"が難しいので、"病状安定"が目標ね。"病状安定"に導くためには、やはりしっかりとした歯周基本治療、すなわち正確な診査と、できるかぎりのスケーリング・ルートプレーニングが必要よ」

```
初診
  ↓
歯周組織検査
  ↓
診断・治療計画
  ↓
歯周基本治療（プラークコントロール、スケーリング、ルートプレーニング）
  ↓
歯周組織検査（再評価）
  ↓
口腔機能回復治療（咬合、補綴治療）
  ↓
歯周組織検査（再評価）
  ↓          ↓
治癒       病状安定
  ↓          ↓
メインテナンス   サポーティブ
              ペリオドンタルセラピー
```

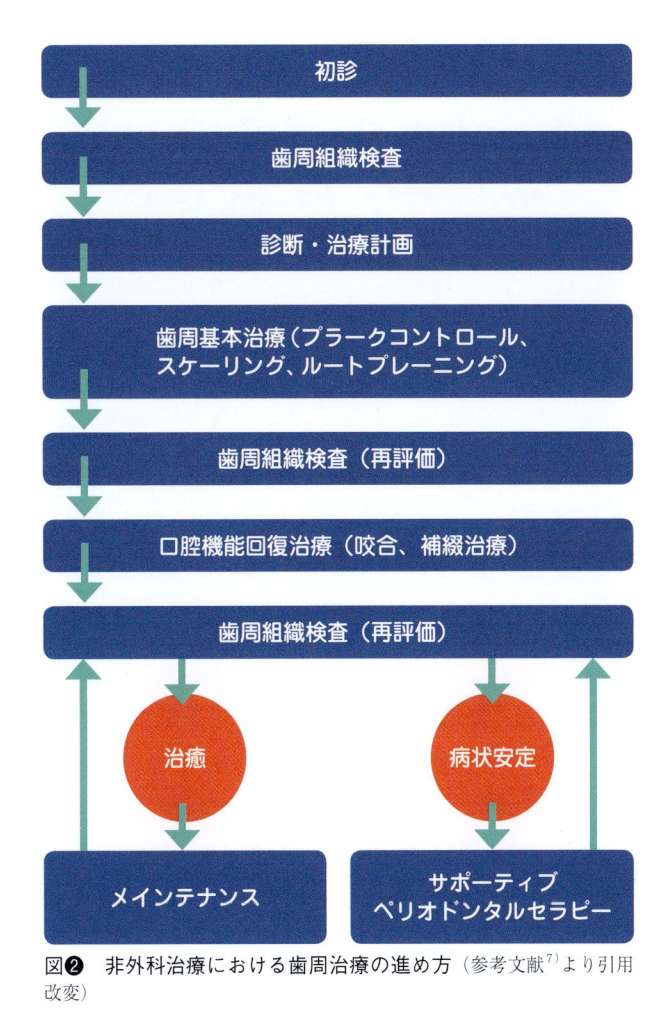

図❷　非外科治療における歯周治療の進め方（参考文献[7]より引用改変）

後輩　「"治癒"と"病状安定"では、その後の対応も変わるのですか？」
青木　「歯周組織の状態によってケアの内容は変わって当然よ（**図2**）」
後輩　「そうですよね。ここで、"メインテナンス"と"サポーティブペリオドンタルセラピー"という言葉が出てきましたけど……」
青木　「あら！　よく気がついたわね」
後輩　「どちらも同じ意味なんですか？　違いがよくわからないのですが……」
青木　「非外科での治癒が難しい根分岐部病変の管理には、この理解が必要ね。次回、お話ししていきましょう」
後輩　「はい、よろしくお願いします」

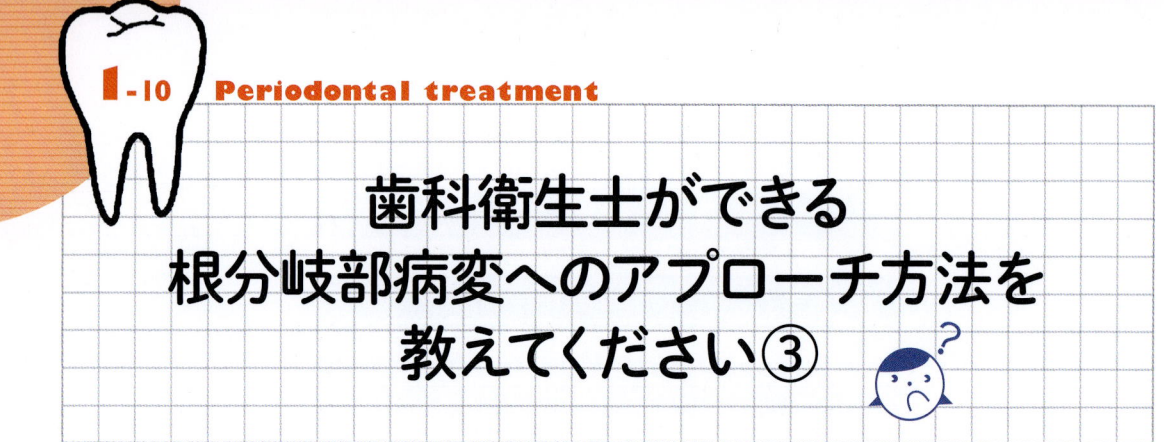

1-10 Periodontal treatment

歯科衛生士ができる根分岐部病変へのアプローチ方法を教えてください③

後輩「こんにちは！ よろしくお願いします」
青木「こちらこそ！ 今回は根分岐部病変へのアプローチの最終回よ」
後輩「難しいテーマですけど、最後までがんばります」
青木「そうね、その調子！ では始めましょう」

❖　❖　❖

後輩「前回、メインテナンスとサポーティブペリオドンタルセラピーという言葉が出てきましたね」
青木「そうね。"治癒"と"病状安定"のお話は覚えてくれているかしら？」
後輩「はい。"治癒"と"病状安定"の違いを勉強しました（P.42：表1）」
青木「"治癒"は、健康を取り戻したということなので、健康管理であるメインテナンスに移行できる状態を意味するの」
後輩「そして、"病状安定"の場合は、サポーティブペリオドンタルセラピーに移行する、ということでしたよね」
青木「そう、そのとおりよ」

サポーティブペリオドンタルセラピー（Supportive Periodontal Therapy）とは何か？

　日本歯周病学会ではサポーティブペリオドンタルセラピー（以下、SPT）は、「歯周基本治療、歯周外科治療、口腔機能回復（修復・補綴）治療により病状安定となった歯周組織を維持するための治療であり、口腔衛生指導、専門的機械的歯面清掃（PMTC）、ポケット内洗浄、スケーリング、ルートプレーニング、咬合調整などの治療が主体となる」と定義されています。

　そして、SPTを継続したのち、臨床的に歯周組織の健康が回復し治癒と判定できた場合はSPTは終了となり、メインテナンス（健康管理）に移行します。しかし、残念ながら病状が進行した場合は、再治療の計画を立てなければなりません（表2）。

表❷ メインテナンスとSPTの違い

メインテナンス
・治癒した歯周組織を長期間維持するための**健康管理** ・患者本人のセルフケア ・歯科医師、歯科衛生士によるプロフェッショナルケア

S P T
・病状安定となった歯周組織を維持するための**治療** ・口腔衛生指導、PMTC、ポケット内洗浄、スケーリング、ルートプレーニング、咬合調整

青木　「つまり、非外科治療での治癒が困難な根分岐部病変では、できるかぎり病状を安定させ、SPTという治療を続けていく、ということなのよ」

後輩　「なるほど！　具体的には、どのようにすればよいのですか？」

青木　「そうね、気をつけていることは、常に正確な病状を把握することと、できるかぎりの感染の除去の2点かしら」

SPT継続中の根分岐部病変への対応

①常に正確な病状を把握する

　SPTを継続するためには、病状安定が条件となりますので、日ごろから観察、記録を続けることが大切です。

　X線写真上に大きな変化はないか。歯肉に腫れはないか、または腫れた形跡はないか。歯肉縁上のプラークコントロールはどうか。全身疾患など健康に大きな変化はないか。とくにBOP（プロービング時の出血）は大きな目安となりますので必ずチェックします。

②できるかぎりの感染の除去

　SRP後には、歯肉縁上縁下ともに徹底したプラークコントロールが必要です。

　歯肉縁上のプラークコントロールには、当然ながら患者さん本人によるセルフケアも含まれます。根分岐部病変がある大臼歯は、口腔内の奥に存在するうえ、また

SRP後の歯肉退縮により根面が露出する場合も多いため、患者さんにとってブラッシングが困難になります。適切な歯ブラシ、適切なサイズの歯間ブラシを提案し、TBIを徹底します。音波式電動歯ブラシの導入もよいでしょう（図1a）。

　歯肉縁下は、ポケット内洗浄、スケーリング、ルートプレーニングで対応しますが、形状が難しいために、インスツルメントの選択には工夫が必要です（図1b、c）。

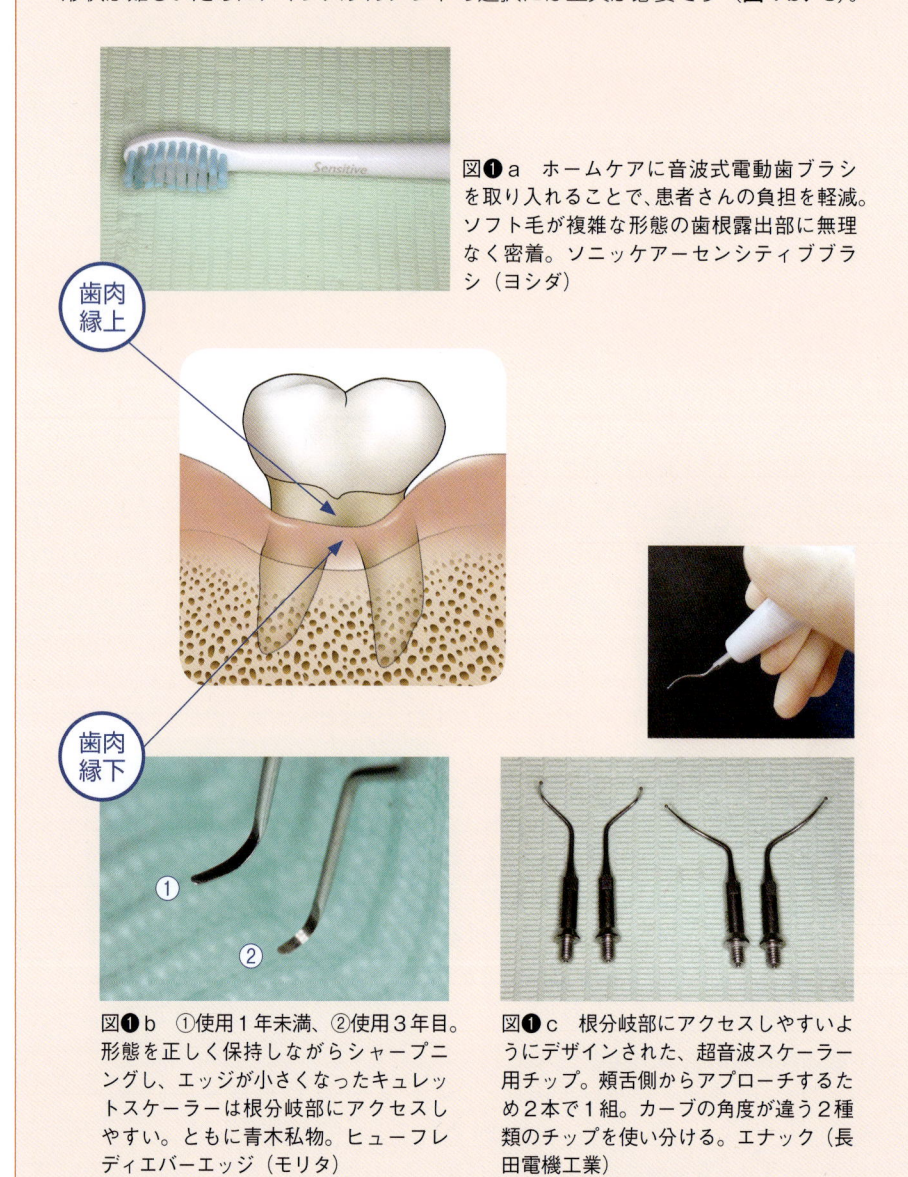

図❶a　ホームケアに音波式電動歯ブラシを取り入れることで、患者さんの負担を軽減。ソフト毛が複雑な形態の歯根露出部に無理なく密着。ソニッケアーセンシティブブラシ（ヨシダ）

歯肉縁上

歯肉縁下

図❶b　①使用1年未満、②使用3年目。形態を正しく保持しながらシャープニングし、エッジが小さくなったキュレットスケーラーは根分岐部にアクセスしやすい。ともに青木私物。ヒューフレディエバーエッジ（モリタ）

図❶c　根分岐部にアクセスしやすいようにデザインされた、超音波スケーラー用チップ。頰舌側からアプローチするため2本で1組。カーブの角度が違う2種類のチップを使い分ける。エナック（長田電機工業）

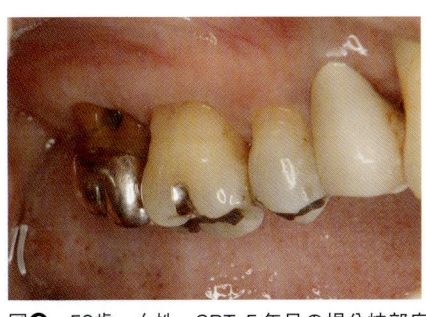

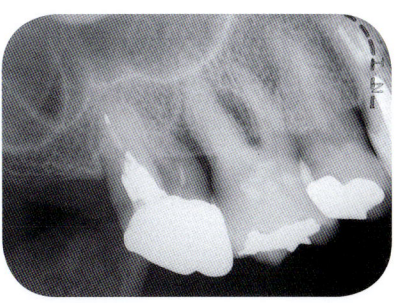

図❷　59歳・女性。SPT 5年目の根分岐部病変。歯周外科治療が必要とされたが、全身疾患があり非外科的に対応している。患者さんは「いずれは抜歯になるだろう」と覚悟しながらも、歯肉縁上のプラークコントロールを良好な状態に維持する努力を続けている

青木　「歯科衛生士が対応する根分岐部病変を主眼に、3回にわたって解説してきたけれど、どうだった？」

後輩　「はい。根分岐部病変はいろいろな要因が絡んでいて、とても難しいと思いました」

青木　「そう、確かに難易度は高いわね。適切な管理を行うことで、たとえ非外科治療を行ったとしても、歯の保存の確率を高くしたいわね（図2）」

後輩　「そのためには、患者さんの協力と理解が必要だから、きちんと説明できるようにしたいです」

青木　「本当にそうね。私たち歯科衛生士に求められる根分岐部病変への対応は、高い診査能力、知識、技術、そして患者さんへの情報提供を正しく行えるかどうかが重要なポイントになってくるのよ」

後輩　「がんばって勉強します！」

青木　「でもね。本当は、根分岐部病変に至る前に予防するのがいちばんなのよ」

後輩　「はい、そう思います。まだ根分岐部病変になっていない大臼歯を守れるように、患者さんへしっかりと説明できるようになりたいです」

青木　「本当にそのとおりよ。疾患に至る前に予防する。これぞ歯科衛生士としての最大の業務よね」

後輩　「はい！　3回にわたってありがとうございました」

青木　「よくがんばったわね。また勉強を続けていきましょう」

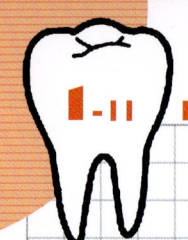

I-11 Periodontal treatment

手用スケーラーと超音波スケーラーでSRPに差がありますか？

後輩　「こんにちは！　今回もよろしくお願いします」
青木　「はい！　がんばりましょうね！」
後輩　「今回寄せられた質問は、手用スケーラーと超音波スケーラーの比較に関するものです」
青木　「うーん！　なるほど！」
後輩　「使い分けの基準も教えてくださいということですが……」
青木　「わかったわ。一緒に勉強しましょう」

❖　❖　❖

後輩　「まず"SRPで差がありますか？"という質問ですが、どうですか？」
青木　「そうね、まずは"SRPでの治りの差"を調べてみましょうか」
後輩　「手用スケーラーと超音波スケーラーでは、どちらを使ったほうが治るのか、ということですね」
青木　「そう。歯周基本治療というのは、病因因子である細菌性プラークと、それらのお家となってしまう歯石をきちんと取り除くという、基本的に原因除去治療であることはわかるわね？」
後輩　「はい」
青木　「OK！　要するにSRPでどれだけのプラークと歯石を除去できるのかがポイントなのよ」
後輩　「ははぁ、手用と超音波、どっちのスケーラーがより歯石を取れるか、という違いですね？」

SRPによる、"治癒"の差は？

SRPの第一の目的は、歯肉縁下の細菌性プラークを減少させ、歯周組織の炎症を改善させることです。細菌性プラークとその住処である歯石を除去するツールとして、手用スケーラーと超音波スケーラーが存在するのですが、

では両スケーラーを比較した場合、除去効果に違いはあるのでしょうか。
　実は手用スケーラーと超音波スケーラーを比較した研究は、数多く発表されています。深さ6〜9mmの歯周ポケットに、手用スケーラーと超音波スケーラーでそれぞれSRPを実施し、歯肉縁下細菌叢の変化を比較したというOosterwaalらによる文献によれば、細菌総数はほぼ同程度の減少が認められたとされています。
　他の調査や実験でも、"プラークや歯石の除去効果は同等である"という結論が多いようです。すなわち、道具によって歯周組織の治癒に違いはないと考えられます。

後輩　「簡単にいうと、"どちらを使っても効果は同じ"ということですね？」
青木　「ええ、そうよ」
後輩　「でも、"SRP＝キュレットスケーラー"という図式が思い浮かびますけど……」
青木　「そうよね。手用スケーラーに代表されるキュレットスケーラーは、歯科衛生士にとって命ともいえるわよね」
後輩　「でも、手用と超音波、どのスケーラーを使っても効果は同じなら、何を基準に使えばよいのでしょうか？」

手用スケーラーと超音波スケーラー、"使い勝手"の差は？

　先端に鋭利な刃をもつキュレットスケーラーは歯肉縁下において、手指の感覚に優れ、根面を滑沢化するのに適していると考えます。しかし、歯石が広範囲に多量に沈着しているときはどうでしょうか。そのような場合には超音波スケーラーを選択すると思います。また、根分岐部などの手用スケーラーでアクセスが難しい部位は、根分岐部用にデザインされたチップが最適です。
　結論としては、「それぞれの特徴を理解し、臨機応変に臨床で使い分ける」ということなのです。

手用スケーラーの利点	超音波スケーラーの利点
・根面の滑沢化に勝る ・歯石や根面の粗造感の探知に優れている ・注水の必要がない ・不快な音や振動が少ない	・多量の歯石を除去できるなど疲労度が小さい ・プローブに類似した形状のチップなど、チップによっては手用スケーラーより深部に到達可能 ・作業時間の短縮が可能

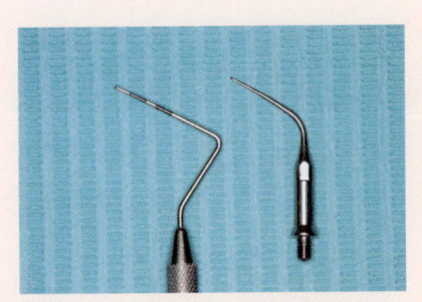

図❶　プローブを模した形状の超音波スケーラーチップ。手用スケーラーでは届かない場所にもアクセス

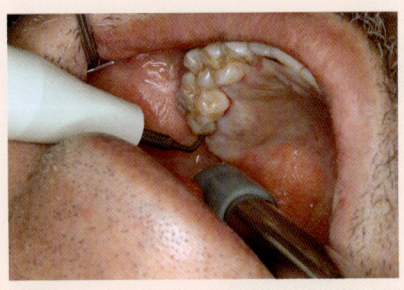

図❷　ファーケーションプローブと同じ形状の根分岐部用チップを用いたSRPの様子。注水下で行うため、バキューム操作またはチューブ状のバキュームを口腔内に置く必要がある

後輩　「うーん、やっぱり、それぞれのSRPの条件に合わせて、自分で考えることが必要なのですね」

青木　「そういうこと！　がんばりましょう！」

後輩　「上手に使い分けていくためには、どのような勉強をすればよいのでしょうか？」

青木　「そうね。では、私の勤務するクリニックの若手歯科衛生士の勉強の様子を紹介するわ」

抜去歯を用いた練習

　私はクラジ歯科医院に勤務する4年目の歯科衛生士です。青木主任歯科衛生士の指導のもと、SRPの練習を続けています。

　いままで私は、超音波スケーラーのほうがどのような歯石でも簡単できれいに除去できると思っていました。しかし、実際に抜去歯を使って練習をすると、大きなブロック状の歯石、スプレー状の歯石など、歯石の形態によって、手用と超音波を使い分ける必要性があることがわかってきました。

　ケースによって条件は変わると思いますが、臨機応変に使いこなせるように、これからも練習を続けようと思っています。

歯科衛生士　小柴奈々

自主練習のススメ

抜去歯を用いての SRP の練習は、最もポピュラーな方法でしょう。抜去歯は、生体から離れた抜歯直後が感触に変化がなく望ましいのですが、時間的に難しいので、きれいに水洗した後で生理食塩水に浸漬しておき、なるべくその日のうちに練習します。

根面の"ツルツル感"を追求しすぎないように注意しましょう。実際の麻酔下のSRPでは、あまりに根面をツルツルにしすぎた結果、知覚過敏症、歯髄炎などのトラブルを招くおそれがあるからです。歯石がなくなった根面を目で確認し、その感触を指先に覚えさせるのも、抜去歯での練習の目的です。

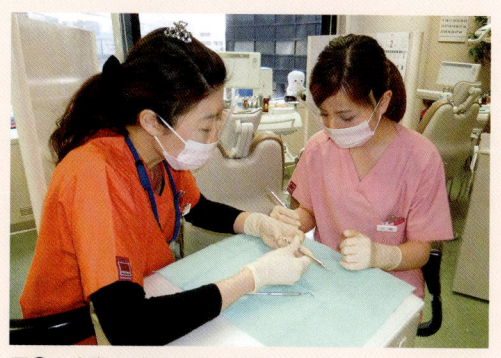

図❸　実際の練習風景。練習する際は、グローブの他、マスクやゴーグルなどを必ず着用し、感染防御を徹底する。可能なら経験のある歯科衛生士の指導のもとで行うとよい

後輩　「練習って、大事ですね」

青木　「手用スケーラー、超音波スケーラーの両方をどんどん使って練習してほしいわ」

後輩　「やっぱり、"臨床での臨機応変な使い分け"ができるようになるには、日々の努力が必要なのですね」

青木　「そう思うわよ。私ももっとがんばらなくちゃ！　だって……」

後輩　「"患者さんのため！"ですよね？」

青木　「だいぶ成長してきたわね。私たちの技術の向上が、患者さんの口腔の健康に反映されるのよ」

後輩　「私もそう思います。今回もありがとうございました」

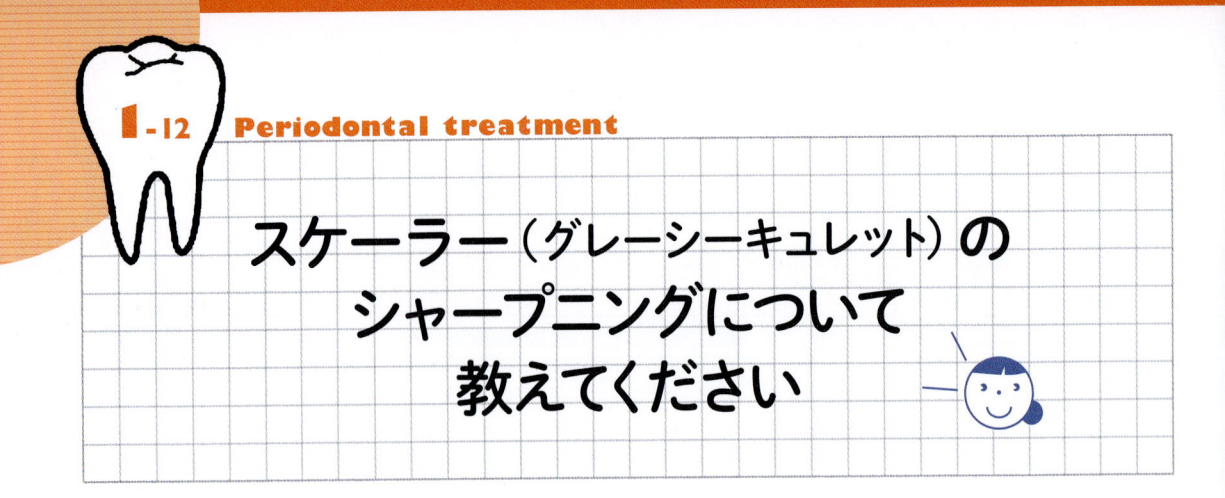

I-12 Periodontal treatment

スケーラー（グレーシーキュレット）の シャープニングについて 教えてください

後輩「こんにちは！ 今回もよろしくお願いします」
青木「こちらこそよろしくね！ 今回の質問は何かしら？」
後輩「はい、実は多くの歯科衛生士さんから、スケーラーのシャープニングに関する質問が寄せられています」
青木「わかったわ。でもね、スケーラーといっても種類が多いので、今回はみなさんの使用頻度が高いグレーシーキュレットのシャープニングを解説しようと思うけど、いいかしら？」
後輩「はい、結構です！ よろしくお願いします！」

❖ ❖ ❖

後輩「グレーシーキュレットのシャープニングって、難しいですよね」
青木「苦手意識をもつ歯科衛生士が多いようだけど、基本さえ理解すれば難しいことではないのよ」
後輩「はい。それでいまさらですけど、どうしてシャープニングをしなくてはいけないのでしょうか」
青木「そうね。基本となるいちばん大切なことから考えていきましょう」

なぜシャープニングが必要なのか

シャープニングの目的は2つあります。
　1つはカッティングエッジ（切縁）を鋭利にすることです。シャープニングされていないスケーラーは歯石が取れないばかりか、歯石を探知するのも難しくなります。そして、いざ歯石除去を行おうとすると、側方圧が強くなり、患者さんへ不快感を与え、術者自身の疲労も増します。
　もう1つは、スケーラーの形態を維持することです。キュレットスケーラーは決められた角度でカッティングエッジがついており、その角度や形を変えてはいけません。本来の形をそのままに、切れ味のよい状態にするのが、シャープニングなのです（図1）。

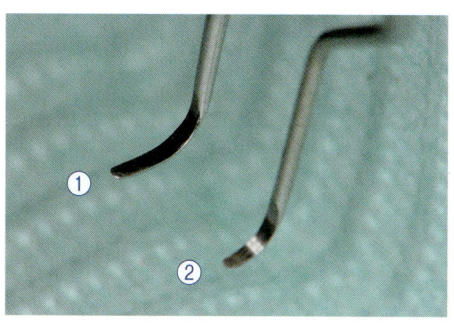

図❶　①使用1年未満、②使用3年目。形態を維持して使用することが大切

青木　「スケーラーは刃物なの。切れない包丁が使いにくいのと同じことよ」
後輩　「スケーラーの切れ味を取り戻すことに加えて、形態維持も目的だったのですね」
青木　「そうそう！　ところで、スケーラーの形態はきちんと理解をしているの？」
後輩　「ええっと……」
青木　「本来の形を維持するためには、どうしても必要な知識ね。ここで勉強しましょう」

グレーシーキュレットの形態と名称

第一シャンクに対して、刃部の内面が70°に傾いており、傾いた下側（片側）にだけ切縁がついているのが最大の特徴です。開発者のDr.クレイントン・グレーシーの名前から「グレーシーキュレット」と呼ばれています（図2、3）。

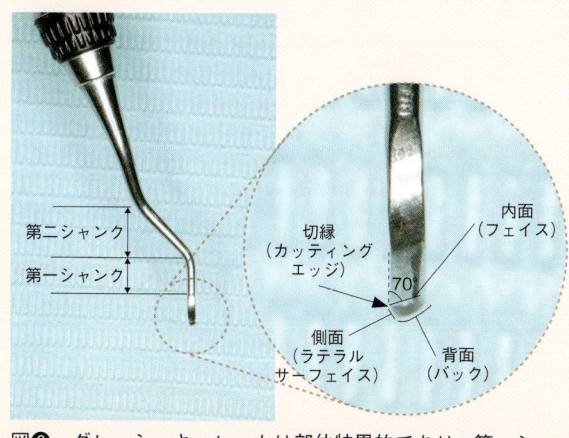

第二シャンク
第一シャンク
切縁（カッティングエッジ）
内面（フェイス）
側面（ラテラルサーフェイス）
背面（バック）
70°

図❷　グレーシーキュレットは部位特異的であり、第一シャンクと第二シャンクの角度はそれぞれの番号によって異なるが、第一シャンクと内面（フェイス）の角度は、必ず70°と決まっている

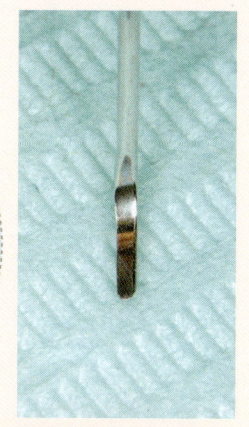

図❸　内面（フェイス）を上から見た図。先端は半円形になっている

1-12　スケーラー（グレーシーキュレット）のシャープニングについて教えてください

後輩　「わかりました！　この形態を保ちながらシャープニングするのですね」
青木　「では、実際にやってみる？」
後輩　「はい。でも難しいですよね……」
青木　「大丈夫よ。スケーラーとシャープニングストーンを時計の針に合わせて動かすだけでいいんだから」
後輩　「そんなに簡単でいいんですか？　内面は水平にするとか、ストーンは20°傾けるとか、とにかく角度がたいへんなイメージが……」
青木　「その角度を時計の針にガイドしてもらうのよ」
後輩　「時計の針ですか？」
青木　「もちろん分度器を使ってもいいんだけど、時計ならどこにでもあるし、実際に置時計のほうが手軽でしょう？」

かんたんシャープニングガイド

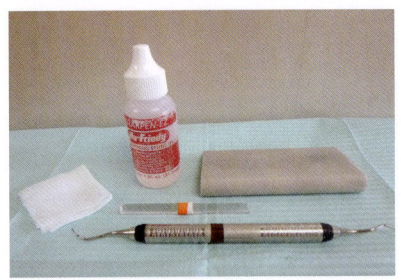

図❹　シャープニングストーン（写真はアーカンサスストーン）、オイル、テストスティック、ガーゼ。オイルは必ず専用オイルを使用する

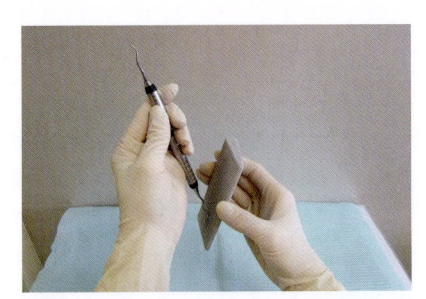

図❺　スケーラーとストーンの持ち方。番号が奇数の場合は先端を自分のほうに向け、偶数の場合は自分と反対のほうへ向ける

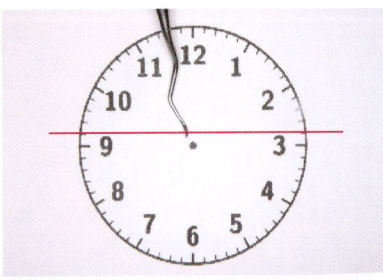

図❻　第一シャンクを11時に傾けると内面が水平になる

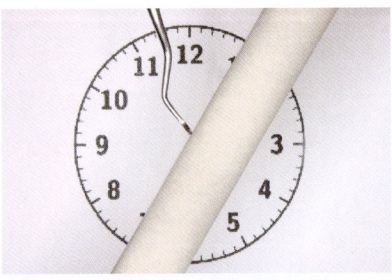

図❼　ストーンを1時の方向に傾けると内面とストーンが100〜110°の角度になる

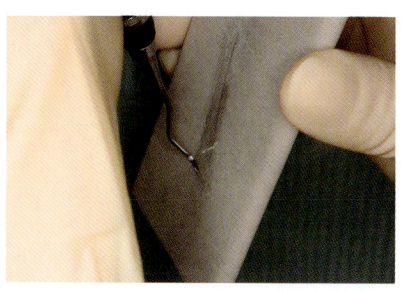

図❽ ストーンを2cm程度の幅で上下運動させる。先端に向かってまっすぐ研ぐ

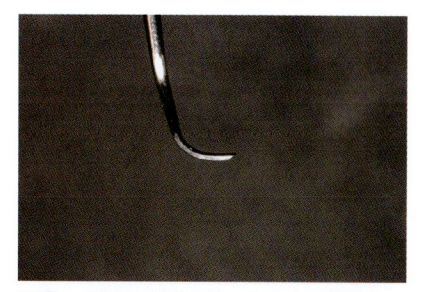

図❾ 内面は水平に保ったまま、先端を3時に向ける

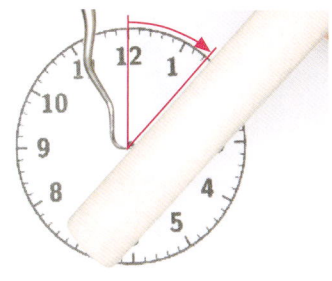

図❿ 内面とストーンが90°になるように合わせ、さらにそこから45°傾ける

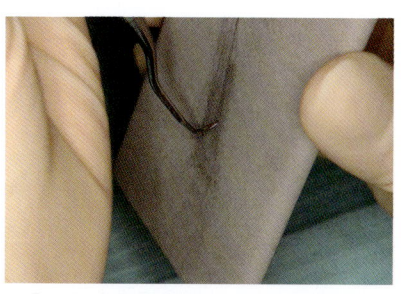

図⓫ 先端の半円形の丸みに合わせ、ストーンを2cm程度の幅で上下運動させる

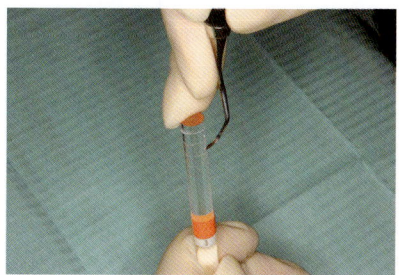

図⓬ テスティング。エッジがテストスティックにくい込むようならOK。決してスティックを削るように確かめない

後輩　「正しいシャープニング技術を身につけることは、とても大切なことだとわかりました」

青木　「そうよ。スケーリング・ルートプレーニングに取り組む歯科衛生士にとってシャープニングは、スケーリング・ルートプレーニングの技術と同じくらい大切なことよ」

後輩　「はい！　がんばります！　今回もありがとうございました」

1-12　スケーラー（グレーシーキュレット）のシャープニングについて教えてください

【第1章 参考文献】

1) 日本歯科総合研究機構（編）：健康寿命を延ばす歯科保健医療　歯科医学的根拠とかかりつけ歯科医．医歯薬出版，東京，2009．
2) 特定非営利活動法人日本歯周病学会（編）：歯周病専門用語集．医歯薬出版，東京，2007．
3) 月刊糖尿病ライフさかえ2011年11月号：社団法人日本糖尿病協会編集発行．
4) 特定非営利活動法人日本歯周病学会（編）：歯周病患者におけるインプラント治療の指針．医歯薬出版，東京，2009．
5) 寺西邦彦，他：アストラテックインプラントのすべて．クインテッセンス出版，東京，2012．
6) 吉江弘正，伊藤公一，村上伸也，申 基喆（編）：臨床歯周病学　第2版．医歯薬出版，東京，2013．
7) 特定非営利活動法人日本歯周病学会（編）：歯周病の検査・診断・治療計画の指針2008．医歯薬出版，東京，2009．
8) 伊藤公一：有効なSPTを行うには？Part 1[解説編]SPT(Supportive Periodontal Therapy)とは？〜その背景〜．日本歯科評論，786：127-136, 2008．
9) 特定非営利活動法人日本歯周病学会（編）：歯周病学用語集　第2版．医歯薬出版，東京，2013．
10) Oosterwaal PJ, et al:The effect of subgingival debridement with hand and ultrasonic instruments on the subgingival microflora. J Clin Periodontol, 14(9): 528-533, 1987.
11) 日本歯周病学会（編）：歯科衛生士のための歯周治療ガイドブック―キャリアアップ・認定歯科衛生士を目指して―．医歯薬出版，東京，2009．
12) 関野 愉，小牧令二：歯周病学の迷信と真実　その論文の解釈は正しいか．クインテッセンス出版，東京，2012．
13) 全国歯科衛生士教育協議会（監修）：最新歯科衛生士教本　歯科予防処置論・歯科保健指導論．医歯薬出版，東京，2011．
14) 勝山 茂，伊藤公一（監訳）：ペリオドンタルインスツルメンテーション．医歯薬出版，東京，1994．
15) 日本糖尿病学会（編）：糖尿病治療ガイド2012-2013．文光堂，東京，2012．

Caries Prevention

2
う蝕予防、どうすればいいの？

2-1 Caries Prevention

電動歯ブラシを患者さんに使ってもらいたいのですが、どのようにお勧めすればよいですか?

後輩 「先輩、こんにちは〜!」
青木 「こんにちは!」
後輩 「今回は電動歯ブラシについてお聞きしたいのですが……」
青木 「電動歯ブラシね。いいわね! 私は大好きよ」
後輩 「そうですか! 実は、"使ってみたい"っておっしゃる患者さんがいて、どうしたらいいのかわからないんです……」
青木 「では今回は、電動歯ブラシについてのお勉強ね!」

　　　　　❖　❖　❖

後輩 「電動歯ブラシって、"楽に磨ける"、"きれいになる"といったよいイメージと、"圧が強い"、"歯肉が下がる"といった悪いイメージと、いろいろ混在していてよくわからないです……」
青木 「そうね。そのイメージは全部間違いではないわね」
後輩 「えぇ〜!?」
青木 「それは電動歯ブラシにかぎらず、手用歯ブラシにもいえることよ。磨きやすい手用歯ブラシは本当に優秀だし、でも間違った使い方をしたら……」
後輩 「歯も歯肉もダメージを受ける!」
青木 「そうそう。電動歯ブラシにも手用歯ブラシにも、利点と欠点があるということなのよ」
後輩 「だから、電動歯ブラシをまず自分が勉強しましょうということですね?」

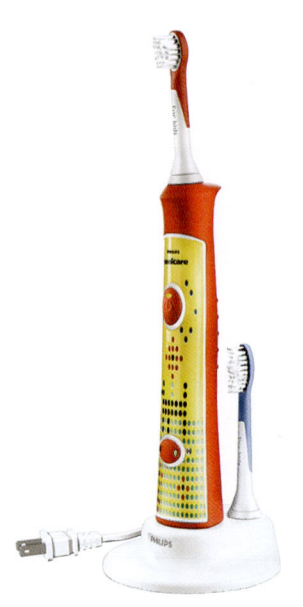

電動歯ブラシの利点・欠点を知りましょう

電動歯ブラシのいちばんよい点は「楽に磨ける」の一言につきるでしょう。たいていの電動歯ブラシは、ブラシ部分を"歯に当てるだけ"。プラークをパワフルにかつ優しく落とすのは電動歯ブラシの仕事です。最後臼歯部の遠心隅角部や叢生部位など、歯ブラシを当てても動かしにくい部位では、驚くほどの効果を発揮します。しかし裏を返せば、きちんとブラシが当たらなければ、プラークは落ちません。

また、電動歯ブラシには、よりよくプラークを落とすために、それぞれ独自の機能が搭載されているのが魅力です。しかしそれを無視して、手用歯ブラシと同様のストロークで、電動歯ブラシで磨いてしまっては、歯や歯肉がダメージを受けかねません。

その他の電動歯ブラシの問題点といえば、"場所をとる"、"電源の確保"、"重量がある"、"安価ではない"などが挙げられます。

後輩　「電動歯ブラシはとてもよいものだけど、使い方を間違えれば転じて欠点になる、ということですね」

青木　「そのとおりね。だからこそ患者さんには私たち歯科衛生士が正しい使い方を指導して、電動歯ブラシの効果を最大に生かしていただかないとね」

後輩　「自分で電動歯ブラシをご希望される患者さんじゃなくて、先輩が"電動歯ブラシを使ってもらいたいなぁ"と思う患者さんはいますか？」

青木　「いるわよ。もともとのプラークが落ちにくい患者さんとか、歯列不正でブラシが動かしにくい患者さんとか。手用歯ブラシでもがんばってプラークが落ちれば"結果オーライ"なんだけれど、電動歯ブラシのほうが楽なんじゃないかなぁ、なんてね」

後輩　「どうやってお勧めしますか？」

青木　「もちろん口頭で、電動歯ブラシの効果は説明する必要はあるけれど、"体感"してもらうのがいちばん伝わりやすいのよ」

後輩　「"体感"？」

青木　「電動歯ブラシは安価ではないので、いきなり購入はしていただけないわよね。服だって靴だって試着してから決めるでしょう？」

後輩　「でも、歯ブラシですよ？」

青木　「どうやって"試していただくか"ってことよね。私の方法を披露しますね」

電動歯ブラシの"お試し"「体感は最大の説得力」

電動歯ブラシは高価な製品ですから、購入に踏み切れない患者さんがいらっしゃるのは確かです。そこで、私は電動歯ブラシを知っていただくためにさまざまな工夫をしています。

はじめは音波式電動歯ブラシの効果を目で見ることができる媒体を用い、口腔内で起こる作用をわかりやすく示します（図1）。次に自分でお持ちいただき、手の甲に当てて、本体の重量と音波式電動歯ブラシの振動を体感していただきます（図2）。もしくは、頬骨や顎のあたりに当てて、振動を体感していただきます（図3）。こうすることで、実際に口腔内に入れているのに近い振動を体感できます。最後に実際に口腔内でお試しいただきますが、きちんと消毒が済んでいる替えブラシを用い、実際にプラークが落ちる様子を体感していただきます（図4）。

ここで注意することは、患者さんに「消毒済みだが新品のブラシではない」と伝え、必ず了承を得てから口腔内で使うようにします。手用歯ブラシは常に新品を用意しますが、電動の替えブラシはそういうわけにはいきません。オートクレーブで滅菌できませんので、その旨を患者さんにお伝えします。「それでも実際に試してみたい」という方がほとんどですが、了承されない場合でも体感してみたい患者さんには替えブラシを購入していただきます。

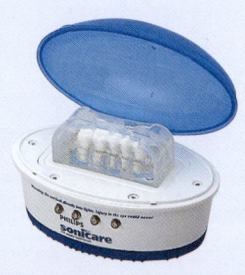

図❶ ソニポッド。音波式電動歯ブラシの動きや効果を見ることができる

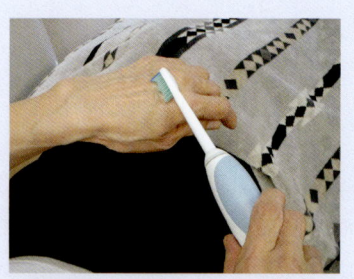

図❷ 手の甲に当てて、手に持った感じと振動を体感してもらう

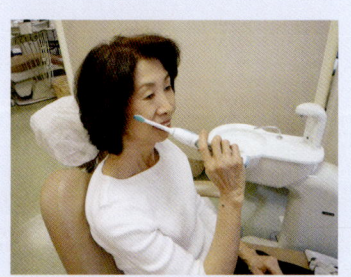

図❸ 頬骨や顎の周囲に当てると、口腔内に近い振動を体感できる

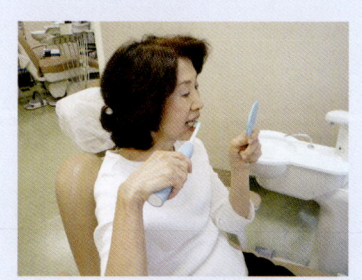

図❹ プラークが実際に落ちる様子を体感

後輩　「電動歯ブラシって、いろいろなメーカーがありますよね。どこの製品をお勧めしたらよいのか、自分でも迷ってしまいます」

青木　「やっぱり、自分の好みを押しつけるのはいけないと常に思っているけれど」

後輩　「自分の好み、ですか……」

青木　「私は好きな電動歯ブラシがあって自分も使っているし、最高によいと思っているけれど、患者さんに本当に合った電動歯ブラシを選ばなければと心がけるようにしているわ」

後輩　「手用歯ブラシと同じですね」

青木　「価格、握りやすさ、患者さんのテクニックに見合うかどうか、いろいろな条件下で考えるの。患者さんが持っていても使っていない電動歯ブラシがあるなら、それを使う場合もあるし」

後輩　「プレゼントされた、っていうのも聞きますね」

電動歯ブラシを知りましょう

たとえ自分が電動歯ブラシ推進派でなくても、患者さんが希望している、もしくはすでに使用していたらどのように指導しますか？　また、自分が知らない電動歯ブラシについて相談されたらどうでしょうか？

歯科衛生士として各メーカーの製品を正しく理解し、適切に患者さんに指導する必要があります。

デンタルショーなどでは、電動歯ブラシを体感できるブースを設けたメーカーもありますし、無料の出張セミナーを実施しているメーカーもあります。電動歯ブラシを知り、理解を深めるために、あらゆる機会を積極的に利用しましょう。

後輩　「いろいろな方法で勉強できるんですね」

青木　「勉強する方法は、探すといろいろ見つかるのよ。食わず嫌いもいけないわね」

後輩　「患者さんにお勧めする前に、自分がまず理解していないといけないですよね」

青木　「歯科衛生士学校でも電動歯ブラシを扱うこともあるそうだから、これから歯科衛生士になる若い方たちに負けないように勉強しなくちゃね」

後輩　「はい！　さっそく資料集めです！　今回はありがとうございました」

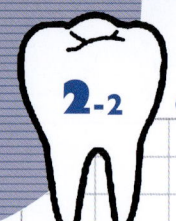

2-2 Caries Prevention

音波式電動歯ブラシを使ったクリーニングを教えてください

後輩　「先輩、こんにちは！　今回もまた電動歯ブラシについて聞きたいのですが……」

青木　「こんにちは！　もちろんいいわよ！」

後輩　「メインテナンスのなかで術者磨きに電動歯ブラシを使うっていうお話が気になったのですが……」

青木　「それは音波式電動歯ブラシを使ったクリーニングのことね？」

後輩　「はい、そうです！」

青木　「では、少し詳しくご紹介しましょうね」

✣　✣　✣

後輩　「どんなときに音波式電動歯ブラシをクリーニングに使っているのですか？」

青木　「基本的に歯肉縁上のプラークを落とすために使うのだけれど、たとえば患者さんによってメインテナンスの主たる目的っていろいろ違うでしょう？」

後輩　「どういうことですか？」

青木　「歯周治療後の歯肉縁下のコントロールがメインの患者さん、TBIや食生活指導とフッ化物塗布がメインの患者さん……」

後輩　「そうですね、その方によって内容が違うのは当然ですね」

青木　「でも、どんな場合でも歯肉縁上のプラークが残った状態で患者さんをお帰ししたくないわよね？」

後輩　「そこで、音波式電動歯ブラシの出番なんですね！」

青木　「そうなの。とってもいいわよ」

後輩　「そうですか。電動歯ブラシって、患者さんに家で使っていただくものという気がしますけど……」

青木　「確かにホームケア用のツールよね。でも、こんなに便利に使えるんだもの。固定概念にとらわれず、どんどん使ってほしいわ」

メインテナンスに音波式電動歯ブラシを用いる場面

　私たち歯科衛生士は、患者さんの疾病を予防、重症化を回避することを目的に、定期的、継続的メインテナンスを提供しているのですが、すべての患者さんにまったく同じ内容のメインテナンスを実施しているわけではありません。歯周治療の安定した予後、う蝕予防など、その患者さんによって目的は違うものです。

　しかしどんな場合でも、歯肉縁上のプラークを残したまま終了することはありません。TBIの後、歯肉縁下のデブライドメントの前、フッ化物を塗布する前など、いろいろな場面で音波式電動歯ブラシを用いたクリーニングを実施しています（図1）。

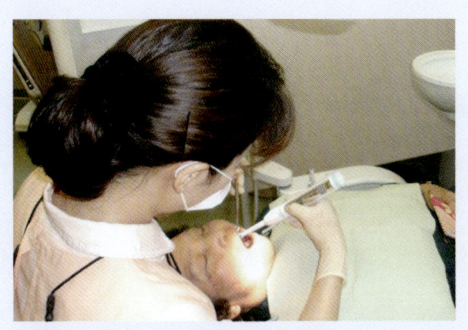

図❶　実際のメインテナンス風景。右手に音波式電動歯ブラシ、左手にバキュームを併用

後輩　「使うタイミングはわかりましたけど、音波式電動歯ブラシを使う利点は何ですか？」

青木　「一番の利点は"時短"よ」

後輩　「"時短"？　音波式電動歯ブラシだと、短い時間でクリーニングができるということですか？」

青木　「音波式電動歯ブラシ独自の機能で、磨きにくい部位でも素早くプラークを落とすことができたり、器材の後片づけが楽だったり、いろいろな意味で限られた時間内でやりくりすることができるのよ」

後輩　「歯肉縁上のプラークを除去する時間が短くてすめば、他のデブライドメントやTBIにより多く時間が割ける、ということですね」

青木　「そのとおりよ。その他には、目の粗い研磨剤を使わなくても、ホームケア用の歯磨剤でたいていのプラークを落とすことができるので、歯面の負担も軽くてすむのよ」

音波式電動歯ブラシをクリーニングに用いる利点

私が音波式電動歯ブラシによるクリーニングを気に入っている点は、まず落としにくい部位も楽に磨ける点です。これは音波式電動歯ブラシ独自の得意技といってもよいでしょう。図2〜5のように歯列不正部位や咬合面などなかなか手間のかかる部位ほど、あっと言う間にきれいになります。

また、音波式電動歯ブラシの替えブラシ部分は、患者さんに購入していただいた「患者さんの物」なので、来院時に持参していただき、使用後はお持ち帰りいただいています。そのため、器材の消毒・滅菌の手間が省けます。

さらに使用する研磨剤は、ホームケア用のペーストをメインとし、それでも落ちないプラークにはRDA170の研磨剤を使用します（図6）。歯面になるべく負担をかけたくないという考えからの配慮です。

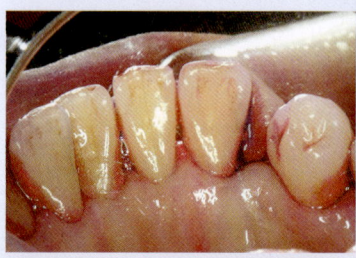

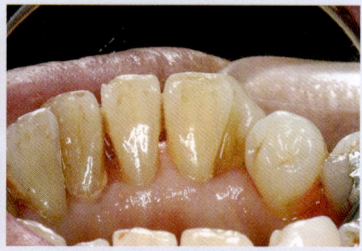

図❷❸　ラバーカップでは困難な部位も、らくらく、きれい！

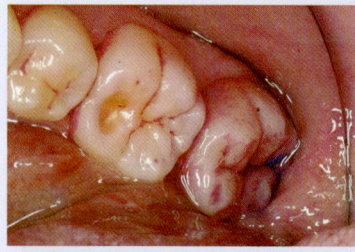

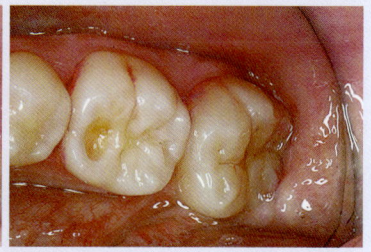

図❹❺　ブラシを当てて10秒ほどで、ご覧のとおり！

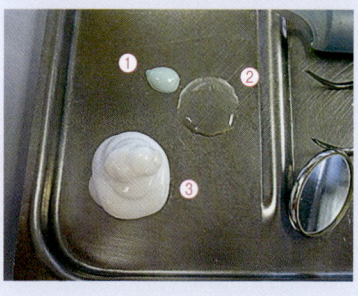

図❻　音波式電動歯ブラシのクリーニングで用いる歯磨剤例
①プロフィーペースト Pro RDA170（クロスフィールド）
②バトラー®デンタルリキッドジェル（サンスター）
③チェックアップスタンダード（ライオン歯科材）

後輩　「だんだんと音波式電動歯ブラシを使ったクリーニングに興味が湧いてきました」
青木　「それはよかったわ」
後輩　「でも、なんだか難しそうですね……」
青木　「そんなことないわよ。だって、そもそも電動歯ブラシですもの」

音波式電動歯ブラシをクリーニングに用いる場合の工夫

　本来は、ホームケアで使う電動歯ブラシですから、多くの場合では特別難しいテクニックは必要ありません。しかし、各種電動歯ブラシにはそれぞれ推奨される歯ブラシの当て方、ストロークの方法がありますので、それに従って使用することをお勧めします。製品を正しく使うことは、効率よく磨くことのほか、術者と患者さんの双方の安全面から必要なことです。

　それ以外に私が実行している点は、バキュームを併用しているくらいです。歯面に適切に当てれば、歯磨剤や唾液がはねることも少ないのですが、はねやすい部位も多少あることと、患者さんの衣服などにはねるのを防止するために使っています（図7）。

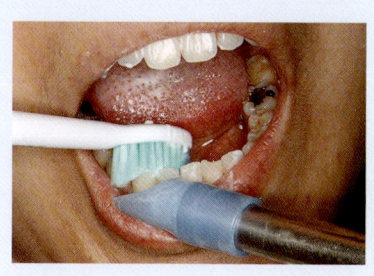

図❼　はねやすい部位は、飛沫をキャッチするようバキュームチップを当てる

後輩　「ホームケア用の器材をプロフェッショナルケアに使うって、不思議な感じですけれど、いろいろな面で効果的ですね」
青木　「手用歯ブラシを使って術者磨きをすることもあるし、便利で効果的なら電動歯ブラシだって大いに活用すべきだと思うわ。電動歯ブラシを理解しているつもりでも、他人の口腔内で使うことによって、取り扱い方法の理解がよりいっそう深まるのよ」
後輩　「電動歯ブラシを患者さんにご指導するのも上手になりそうですね。今回はありがとうございました」

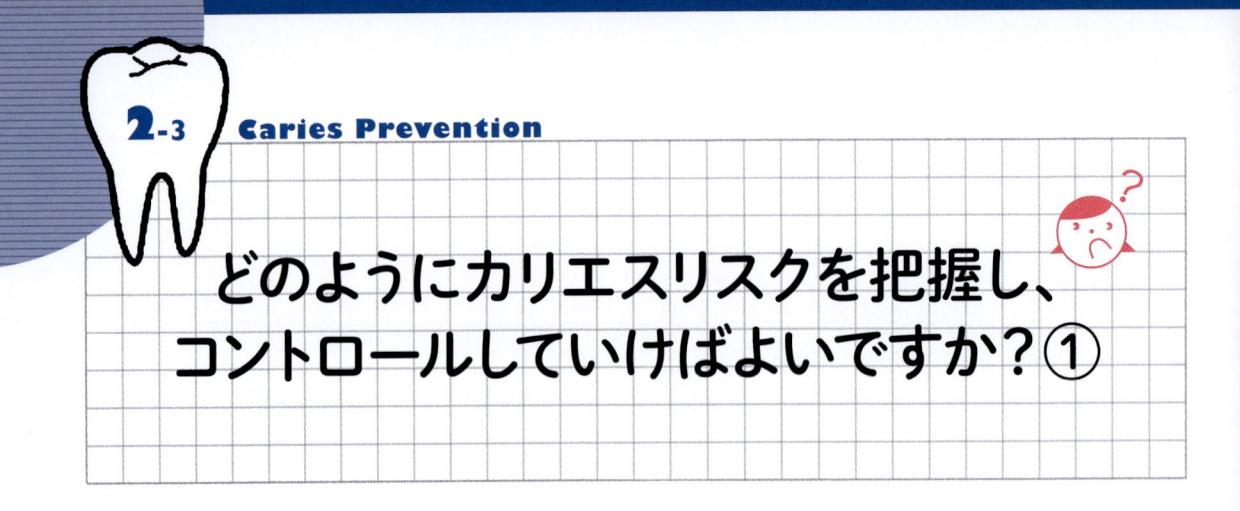

2-3 Caries Prevention

どのようにカリエスリスクを把握し、コントロールしていけばよいですか？①

青木 「こんにちは！　今回もよろしくね！」
後輩 「……むし歯って、どうしてできるのでしょう……」
青木 「あら、藪から棒にどうしたの？」
後輩 「だって、一生懸命むし歯予防しているのに、どうしてもむし歯ができてしまう患者さんがいるんですよ……」
青木 「それは困ったわね。どういう予防をしているの？」
後輩 「TBIでしょ、フッ素塗布でしょ、おやつチェック……。患者さんも努力しているから、どうしていいのかわからなくて」
青木 「カリエスリスクテストは？」
後輩 「聞いたことはありますけど……。患者さんに説明できません」
青木 「では今回のお題は、カリエスリスクテストにしましょうか」

✣　✣　✣

青木 「カリエスリスクテストは、簡単にいうと"むし歯危険度検査"といったところかしら」
後輩 「むし歯の危険度……？」
青木 「そう。要するに、"歯を攻撃される原因"と"歯を守る力"を調べて分析するのよ（図1、2）」
後輩 「なんだか、スポーツの試合の作戦を立てるみたいですね」
青木 「そうね。そう考えるとわかりやすいわね」

---

① DMFT（dft）＝これまでの成績

歯を攻撃される要素
② ミュータンス菌の数
③ ラクトバチラス菌の数
④ 飲食の回数
⑤ プラークの蓄積量

歯を守る要素
⑥ フッ素の使用状況
⑦ 唾液の緩衝能
⑧ 唾液の量

図❶　カリエスリスクテストの全項目

**カリエスリスクテストで、
正確なリスク(危険度)を知って、
個人的なムシ歯予防対策を！**

ムシ歯は、①ムシ歯菌の種類と数②唾液の量と緩衝能力③歯の質④磨き方⑤食生活と生活習慣などによりお一人おひとりで、原因が異なることがわかってまいりました。
またムシ歯菌の中の悪玉菌と呼ばれる"ミュータンスレンサ球菌"は、誰の口の中にもいるわけではなくお子さんが一才七ヶ月〜二才七ヶ月の間に、母から子へ感染(伝播)するといわれています。カリエスリンクテストでは、ミュータンス菌の数や、唾液の量と質などをお一人お一人ごとに検査いたします。
検査後には、一人ひとりに応じたムシ歯予防対策をたてさせていただいております。
テストは、ご家族（特に母子）で受けられると効果的です。

★カリエスリスクテストを受けられる方へ★
正確な検査結果をだすために、以下の注意をお守りください。
①検査を受けられる方は、当日の朝　　から検査まで「歯磨きをしない」でください。
②うがい薬は、使わないでください。(ムシ歯菌の培養試験で、正確な数字がでなくなります)
③来院の1時間前からは、飲食はさけてください。
④薬を服用している期間に、検査を受けないようにしてください。
⑤常用薬を服用している方は、その旨を歯科医師または担当歯科衛生士まで、お知らせください。
☆検査で使用する培養液は、検査当日の朝作ります。
この培養液は、24時間を過ぎると使用できなくなりますので、検査当日のキャンセルはお避けください。
どうしてもご都合が悪くなった場合は、できるだけ早めにご連絡ください。
なお当院では、検査予約前日もしくは、当日の午前中に、確認のお電話をかけさせていただいております。

あなたの検査予約日は
　　　　　　　午前
　　月　　日　午後　　　時　　　分からです。担当歯科衛生士（　　　　　　）

医療法人社団仁慈会　クラジ歯科医院　テクノポートデンタルクリニック

図❷　テストを受ける患者さんにお渡しするもの。説明＋注意＋食生活チェック＋ホームケアチェックを兼ねている

後輩「そうはいっても、実際はなんだかとっても難しそう」
青木「テスト自体は難しいものではないのよ。器材さえ揃えば、すぐに始められるわよ」
後輩「決まった手順はあるのですか？」
青木「溜めた唾液を計量して、その唾液を使う項目もあるから、その都合上、手順は決めておかないといけないわね（図3〜12）」

カリエスリスクテストの手順

1

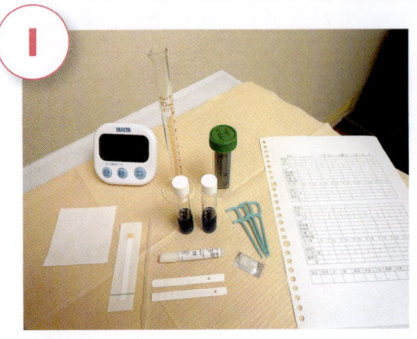

図❸ 器材の準備。ミュータンス菌の培養液にはバシトラシンという抗生剤を入れておく

2

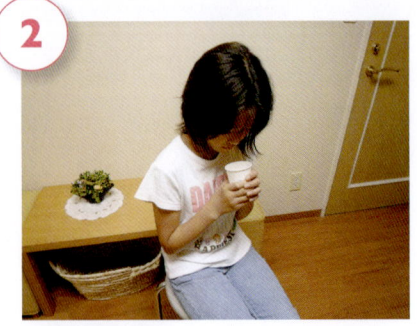

図❹ 患者さんにパラフィンワックスを5分間噛んでもらい、唾液をすべて紙コップに溜めてもらう

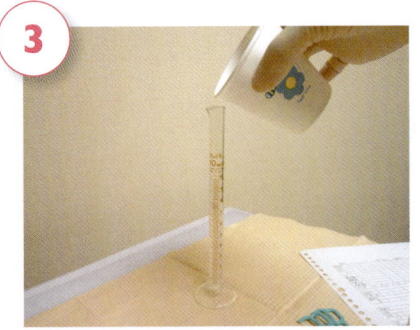

3

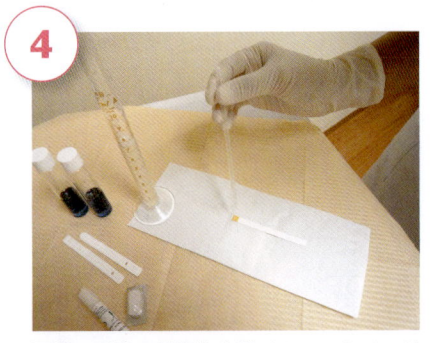

図❺ 溜めた唾液をメスシリンダーで計量する

4

図❻ 唾液の緩衝能を調べるテストパッドに唾液を垂らし、5分間待つ。変化した色で判定する

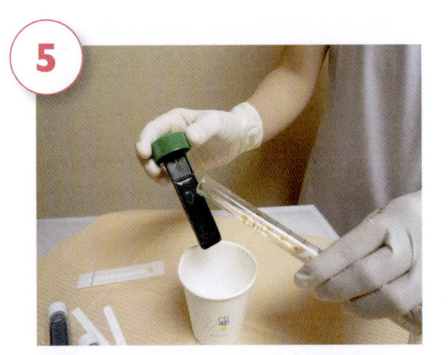

5

図❼ メスシリンダーに残った唾液をラクトバチラス菌の培地に流す

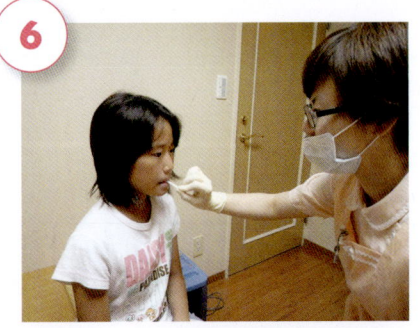

6

図❽ ミュータンス菌を培養するスティックを患者さんの舌上に押し当て、唾液中のミュータンス菌を採取

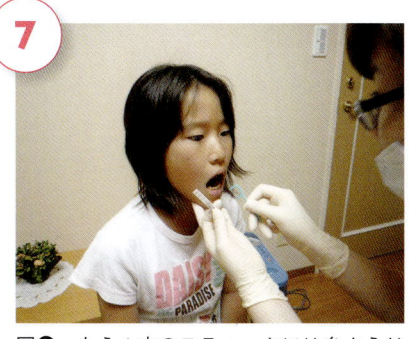

図❾ もう1本のスティックには糸ようじで歯間部から取ったプラークを塗布し、プラーク中のミュータンス菌を採取

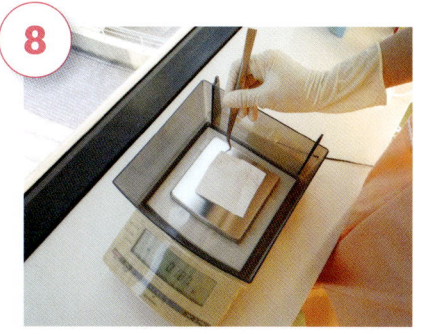

図❿ 5分間、歯面からプラークを集め、電子ばかりで重量を計る

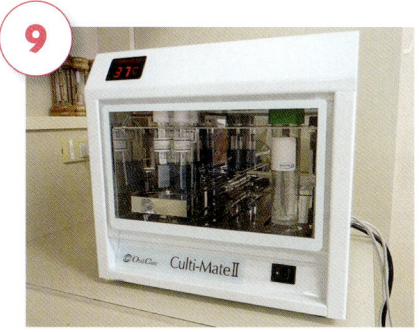

図⓫ 培養機にて培養。ミュータンス菌：48時間（2日）、ラクトバチラス菌：96時間（4日）

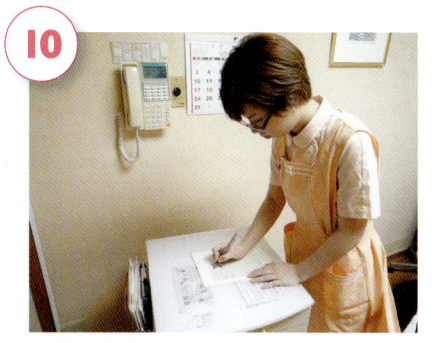

図⓬ すべてのテスト項目を記録する

カリエスリスクテストを実施するメリット

　数年前、どうしてもむし歯ができてしまうという子どもの患者さんのカリエスリスクテストを実施したところ、ミュータンス菌レベルが非常に高いことがわかりました。その子どものお母さんに結果をお伝えすると、「私の仕上げ磨きがダメなのかと思っていました。原因がわかってよかったです」と安心した表情をされました。

　原因がわからないままより、わかったほうが患者さんも納得できますし、予防に対するモチベーションも上がります。ただ漠然と「むし歯予防をしましょう」と説明するより、「むし歯の原因はこれですね」と明確に理由を説明したほうが、患者さんも担当歯科衛生士も、より具体的にむし歯予防のプランを立てることができますね。

　次回は、カリエスリスクテストの結果に基づき、どのように対策を立てるのかを解説していきます。

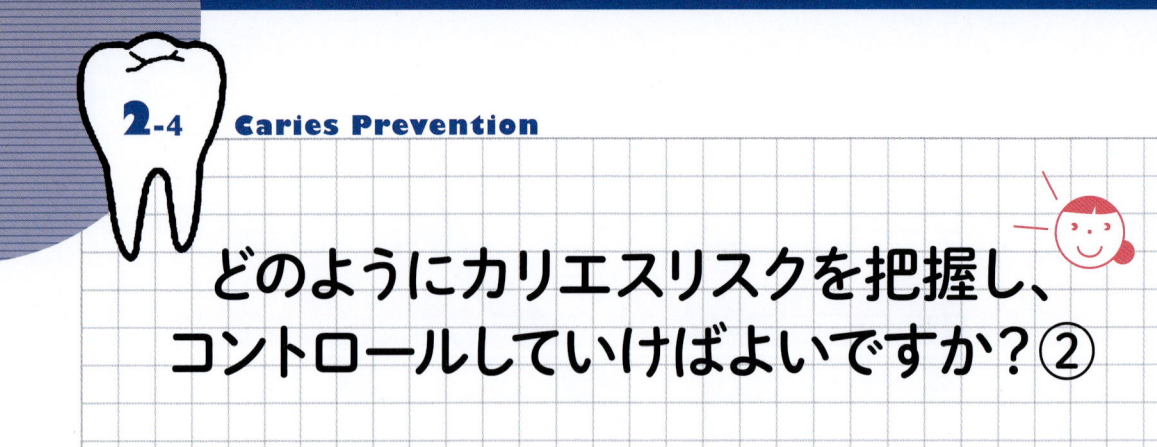

2-4 Caries Prevention

どのようにカリエスリスクを把握し、コントロールしていけばよいですか？②

後輩 「こんにちは！ 今回は前回の続きですね」
青木 「こんにちは。前回では、カリエスリスクテストの手順までを説明したのよね」
後輩 「はい、意外と簡単そうでした」
青木 「そうなの。テストを実施することは簡単なのよ」
後輩 「テストを実施した、それからが大切ってことですよね」
青木 「そのとおりよ。今回はテストの結果をどのように予防に活かすかを解説しましょう」

❖　❖　❖

青木 「まず、前回のおさらいをしておきましょう。むし歯は、歯面でう蝕原因菌による脱灰と唾液による再石灰化を繰り返し、最終的に石灰化物質の損失を生じることなの」
後輩 「だから、カリエスリスクテストを行い、歯を攻撃される要素、歯を守る要素を調べるのでしたよね（**図1**）」
青木 「はい！ よくできました！」

---

① DMFT（dft）＝これまでの成績

歯を攻撃される要素
② ミュータンス菌の数
③ ラクトバチラス菌の数
④ 飲食の回数
⑤ プラークの蓄積量

歯を守る要素
⑥ フッ素の使用状況
⑦ 唾液の緩衝能
⑧ 唾液の量

図❶　カリエスリスクテストの全項目

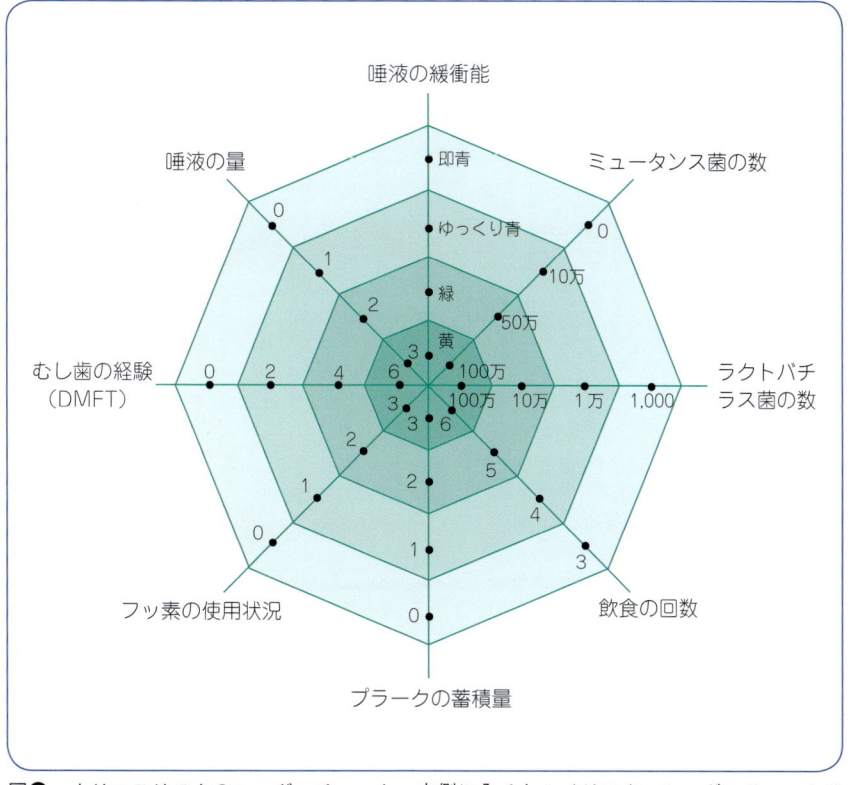

図❷ カリエスリスクのレーダーチャート。内側に入るとハイリスク。レーダーチャートのフッ素の使用状況のスコアは、フッ化物入り歯磨剤やフッ化物塗布などの使用状況で決められている。家庭と歯科医院の両方で実施している場合は"スコア０"、まったく何もしていない場合は"スコア３"となる

後輩 「実施したテストの結果が出揃ったら、まずどうすればよいのですか？」

青木 「当院の場合は記録保存のために専用の用紙に記入するのだけれど、蜘蛛の巣状のレーダーチャートに記入すると一目でわかるわよ（図２）」

後輩 「どのように見るのですか？」

青木 「スコアが内側に入っているところがその人の弱点。要するに"攻撃の力が強く、守りが弱い"と見るのよ」

後輩 「では、八角形が大きければカリエスリスクは低いということですか？」

青木 「そう、そのとおりよ」

青木 「さて、これで患者さんのカリエスリスクを把握できたわけよね」

後輩 「これをなるべくへこみが少ない、きれいな八角形にしていくのですね」

青木 「ただひとつだけ、むし歯の経験（DMFT）は減らすことができないけど」
後輩 「それ以外の項目はどうやって対策を立てればよいでしょうか」
青木 「わかりやすく表を作ってみたので、それを参考にできるかしら」

表❶　カリエスリスクの特徴とその対策

テスト項目とその特徴	対策
ミュータンス菌 低いpHに耐性／酸を出し脱灰初期に役割を果たす初発因子／出生時は口腔内に存在しない	PMTC キシリトールの使用 3DSによる除菌
ラクトバチラス菌 酸を出し脱灰後期に役割を果たす／う蝕を進行させる／炭水化物摂取量が多い／不適合補綴物／不潔な口腔内	PMTC 菌の停滞部位の改善 適切な食生活へ（とくに炭水化物） 不適合補綴物の治療
飲食の回数 飲食回数＝脱灰の回数	適切な飲食回数へ 食生活のアドバイス
プラークの蓄積量 プラークの蓄積量＝細菌の量／プラークの量が多いということは、それだけ歯面が細菌に覆われている	TBI プラークの停滞部位の改善 PMTC キシリトールの使用
フッ素の使用状況 フッ化物による再石灰化の状況	年齢に応じた適切なフッ化物応用
唾液の緩衝能 口腔内のpHを安定させる／唾液量が増えると緩衝能も安定する／喫煙者は緩衝能が低下している	唾液の量を増やす 喫煙者には禁煙指導
唾液の量（唾液分泌速度） 唾液には歯を保護する多様な役割がある	噛む・噛めるようにする 適切な水分補給 キシリトールガムの使用 喫煙者には禁煙指導 唾液腺マッサージ

後輩 「なるほど、こうするとわかりやすいです。これ、患者さんががんばる項目がとても多いですね」
青木 「そうなのよ。患者さんの積極的な参加がなければ、むし歯予防は成功しないといっても過言ではないのよ」
後輩 「だから担当歯科衛生士が一緒にがんばらないといけないのですね」

カリエスリスクテストは患者さんが主体

カリエスリスクテストは、むし歯の原因を調べる検査ですから、検査をしてそれで終わりではありません。むしろ、検査結果が予防のスタートとなります。結果を患者さんとよく話し合い、プロフェッショナルケアとホームケアのメニューを決めることが大切です。患者さんがホームケアで努力する項目が多くなりますので、患者さんをサポートし、モチベーションを維持することも、担当歯科衛生士の大切な仕事です（図3）。

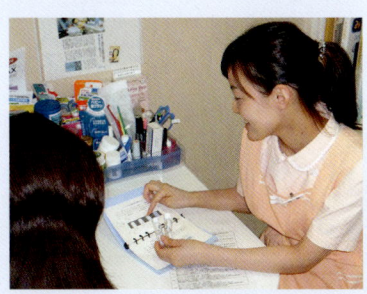

図❸ カリエスリスクテストの結果から、患者さんのリスクを判定している様子。今後の予防をどのように進めるか患者さんと話し合うことが大切

後輩　「再テストって、必要でしょうか？」
青木　「患者さんががんばってリスクが低くなっていたら、予防プログラムは見直したいわね。再評価をするために2回目のテストは実施したほうがいいでしょうね」
後輩　「いつごろ実施するか、決まりはありますか？」
青木　「歯周治療と違って、目で見て確認できる分野ではないので、時期の見極めは難しいわね」
後輩　「確かにそうですね」
青木　「キシリトールを摂取し始めてから、ミュータンス菌に変化が現れるのに、約3ヵ月かかるといわれているけれど、多くの臨床研究では摂取期間が1年以上なので、1年経ったら再テストをお勧めしたいわね」
後輩　「最初はカリエスリスクテストって聞いただけで"難しそう！"と思いましたけど、実施する価値はとても大きいですね」
青木　「そうね。手探りでむし歯予防をするよりも効率的でしょ？」
後輩　「はい、そう思います。今回は2回にわたって、ありがとうございました」
青木　「こちらこそ！　次回もよろしくね！」

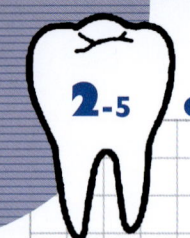

2-5 Caries Prevention

歯磨剤を使わない患者さんがいるのですが、それでもよいですか？

後輩　「こんにちは！　今回もよろしくお願いします！」
青木　「はい、よろしくお願いします」
後輩　「今回は、歯磨剤について質問してよいでしょうか」
青木　「もちろんいいわよ！　とても身近なものですものね」
後輩　「実は、歯磨剤を使わないっていう患者さんがいるんですよ」
青木　「そうね、時々いらっしゃるわよね。では、今回は歯磨剤をテーマにお話ししましょう」

＊　＊　＊

青木　「そもそも、なぜ歯磨剤を使わない患者さんがいるのか、わかる？」
後輩　「いいえ……。どうしてでしょう？」
青木　「それは以前、使わないほうがよいとされた時期があって、指導する歯科衛生士側も、受ける患者さん側も、それを受け入れていたのよ」
後輩　「そうなんですか」

歯磨剤を使わない理由

ひとつは、「歯磨剤が歯をすり減らす」ということがいわれています。これは歯科衛生士が歯磨剤について最も心配することなのですが、歯をすり減らす理由は、他にも「過度なブラシ圧」や「酸性の食品によるもの」などが挙げられますので、一概に歯磨剤だけがその原因とはいえないと考えています。どうしても研磨剤が気になる場合は、研磨剤無配合や低研磨性の物をお勧めするとよいでしょう。

もうひとつは、「食後すぐ歯磨きをする習慣を定着させるため」という事情もあったようです。口腔衛生の意識が現在のように高くなかったころ、とにかく歯を磨いてほしいという願いから、「食後すぐに居間や台所で"から磨き"でいいから磨きましょう」と多くの歯科医院が働きかけたということです。

後輩　「そうだったんですか。知りませんでした」
青木　「歯科医師も歯科衛生士も、患者さんを思ってよかれと考えてのことなんだけど、やはり歯磨剤は使ったほうがよいと、私は思うわ」
後輩　「では、歯磨剤を使うメリットって、どうお考えですか？」
青木　「とってもよい質問ね。では、歯磨剤を使用するメリットを①〜③に分けて解説しましょう」

歯磨剤を使うメリット①

歯磨剤を使用して磨いたほうが、効率よくプラークを除去できるという調査があります（**図1**）。

また、歯磨剤を使いたくない、使っていただきたくないという理由として、「歯をすり減らす」といわれていると述べましたが、実は歯磨剤を使わないで磨くと、逆にブラシ圧が強くなる傾向があるようです。

研究① 歯磨剤はつけて磨く？ つけないで磨く？

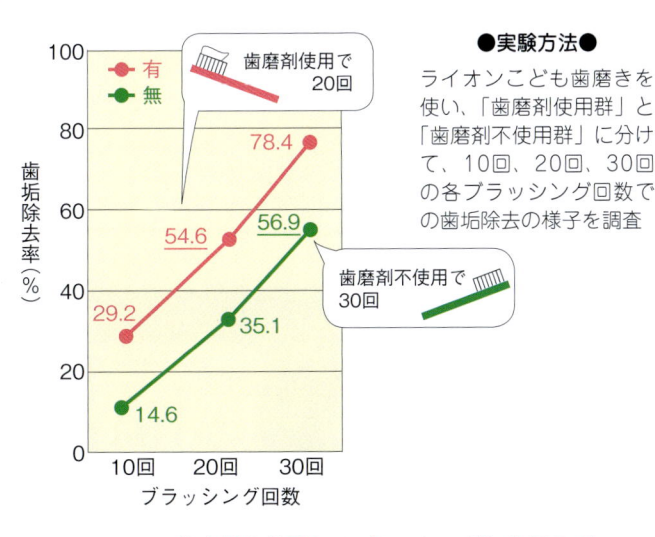

●実験方法●
ライオンこども歯磨きを使い、「歯磨剤使用群」と「歯磨剤不使用群」に分けて、10回、20回、30回の各ブラッシング回数での歯垢除去の様子を調査

歯垢除去率（%）
- 有：29.2（10回）、54.6（20回）、78.4（30回）
- 無：14.6（10回）、35.1（20回）、56.9（30回）

歯磨剤使用で20回
歯磨剤不使用で30回

☞ **歯磨剤を使用してブラッシングしたほうが、より効率よくプラークを除去できる**

図❶（日本小児歯科学会報告、㈶ライオン歯科衛生研究所）

歯磨剤を使うメリット②

現在では、歯磨剤のほとんどにフッ化物が添加されています。言うまでもなく、フッ化物はう蝕予防に欠かせないものですが、フッ化物は「低濃度頻回使用」が有効とされています。それに適しているのがフッ化物入りの歯磨剤です。口腔内にフッ素を効果的に停滞させるためには、歯磨剤を怖がって少量使うよりも、適正量をきちんと使うことがポイントです（**図2～4**）。

研究② フッ化物配合歯磨剤の使用量の違いによる口腔内フッ素濃度

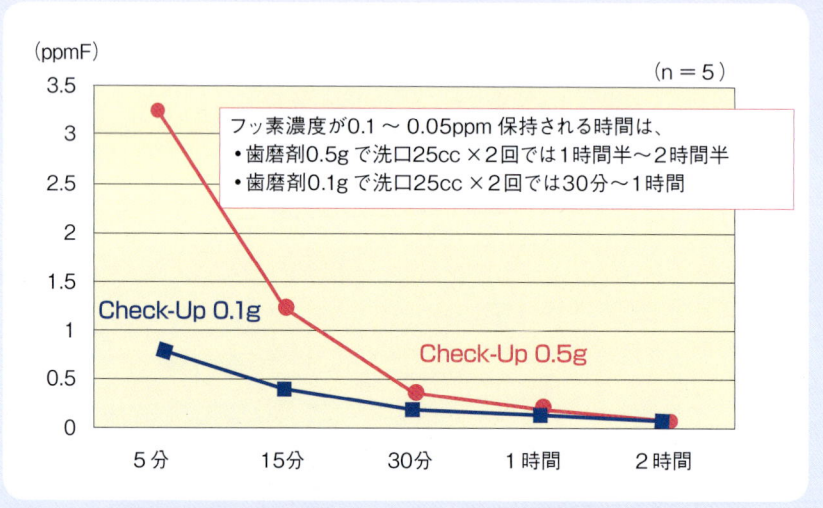

フッ素濃度が0.1～0.05ppm保持される時間は、
- 歯磨剤0.5gで洗口25cc×2回では1時間半～2時間半
- 歯磨剤0.1gで洗口25cc×2回では30分～1時間

図❷ フッ化物配合歯磨剤の使用量の違いによる口腔内フッ素濃度（下井戸さよ：ホームケア用フッ化物製剤のう蝕予防性について：神奈川歯学, 34：43-60, 1999. より引用改変）

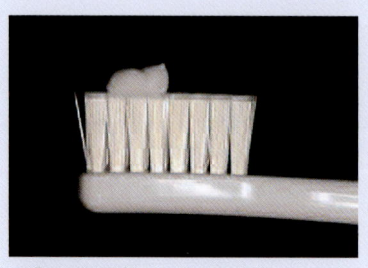

図❸ 歯磨剤0.1g使用の例

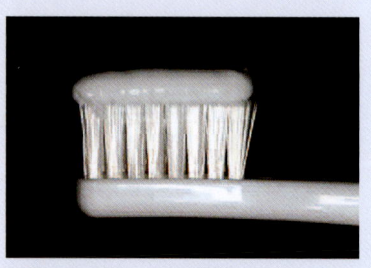

図❹ 歯磨剤0.5g使用の例

歯磨剤を使うメリット③

かつて歯磨剤には「口腔の清掃に加えて、爽快感を与える」という目的がありました。

しかし現在は、疾病の予防・口腔保健の向上を目的に歯磨剤を選ぶようになりましたので、「薬効成分による積極的な疾病の予防」のために歯磨剤を使うべきと考えています。各メーカーから、工夫をこらしたさまざまな歯磨剤が販売されていますので、それぞれの患者さんに合う歯磨剤を選んで使っていただくことも、歯科衛生士の大切な役割であると思います（図5）。

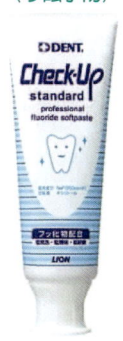

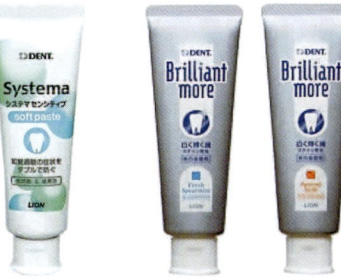

図❺　左から、「チェックアップスタンダード」（う蝕予防）、「システマデンタルペーストアルファ」（歯周病予防）、「システマセンシティブ」（知覚過敏抑制）、「ブリリアントモア」（美白対策）〔ライオン歯科材〕

青木　「どうかしら？　歯磨剤を使ってほしい理由はいろいろあるのよ」
後輩　「はい。歯磨剤を使ったほうがよいことがたくさんありますね！」
青木　「歯磨剤は、材料となる基本成分だけで作られたものは"化粧品"、基本成分に薬用成分を加えたものは"医薬部外品"と分類されるの」
後輩　「そうだったんですか！　歯科衛生士として患者さんに必要なものを選ぶようにしたいです」
青木　「そして、それを歯科衛生士から勧められた患者さんは、自分の口腔の問題点やリスクを意識してくれるようになるのよ」
後輩　「歯磨剤はやはり使うべきだし、どんな歯磨剤でもよいというわけではないと、患者さんにお話ししようと思います！」
青木　「そうね。がんばりましょうね！」
後輩　「はい！　今回もありがとうございました」

取材協力：ライオン歯科材株式会社

2-6 Caries Prevention
フッ化物について教えてください①
フッ化物ってなんだろう

後輩　「こんにちは！　よろしくお願いします」
青木　「こんにちは。さて、今回の質問は何かしら？」
後輩　「はい、編集部にフッ素についての質問が寄せられました」
青木　「フッ素ね。私たち歯科衛生士にとって、切っても切り離せないキーワードね」
後輩　「そうですよね。でも本当のところ、患者さんにきちんと説明できる自信がなくって……」
青木　「そうなのね。では、今回はフッ素についてお勉強しましょう」

❖　❖　❖

青木　「臨床では、『フッ素塗布』などと言うことが多いのだけれど、正しくは『フッ化物』と呼ぶのよ」
後輩　「あら、そうなんですか？」
青木　「私たちがう蝕予防に用いるのは『フッ化物』なので、『フッ化物応用』が正解ね」
後輩　「知りませんでした」

「フッ素」と「フッ化物」

　フッ素はハロゲン系の元素のひとつです。ただ単にフッ素の場合、原子番号9番、原子量19.0の元素（元素記号F）を意味します。
　一方、フッ化物は、フッ素と他の元素または原子団とから構成される化合物です。たとえば、私たちが日常臨床で多く使うフッ化ナトリウムは、フッ素とナトリウムで構成されています。ですから、プロフェッショナルケア、セルフケアのいずれも「フッ化物応用」と呼ぶのが正しいのです。

青木 「ところで、なぜフッ化物応用がう蝕予防に有効か、わかる？」
後輩 「そこがハッキリしないところです。まるでおまじないのように『フッ素は歯を強くする』と信じているだけで……」
青木 「歯科衛生士はう蝕予防のエキスパートだし、せっかくだからちょっと化学のお勉強をしましょうか」

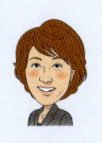

フッ化物のう蝕予防メカニズム

エナメル質はハイドロキシアパタイト結晶の集まりです。水酸基とリン酸、カルシウムなどが集まるひとつのユニットセルがあり、それが規則正しく積み重なってハイドロキシアパタイトの結晶を作っています。

この結晶はとても不安定で、むし歯菌から酸（H^+：プロトン）が放出されると、ユニットセルの一部である水酸基（OH）と結びついてしまい、構造ががたがたと崩れてしまいます。これがエナメル質の脱灰です（図1）。

ところが、この水酸基が外れたときにフッ化物イオンがそばにあると、フッ化物イオンが水酸基と置き換わり、非常に安定したフルオロアパタイト結晶に変化します。フッ化物イオンは酸と結びつきにくいので、むし歯菌の酸が攻めてきても耐えることができます（図2）。これがフッ素がエナメル質に作用して、う蝕予防効果があるとされる化学的な理由なのです。

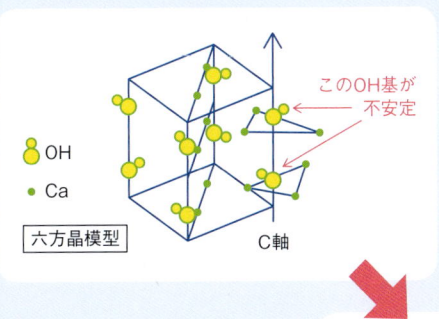

図❶ ハイドロキシアパタイト（hydroxyapatite）[$Ca_{10}(PO_4)_6(OH)_2$]

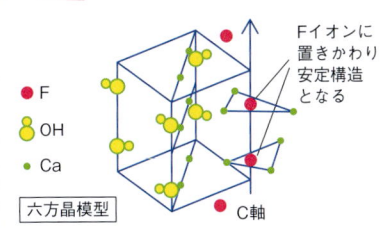

図❷ フルオロアパタイト（fluoroapatite）[$Ca_{10}(PO_4)_6(OH)F$]

（図1、2はDr.ななえの予防歯科［http://www.drnanae.net］より引用改変）

青木　「どう？　ちょっと難しいかな？」
後輩　「フッ化物応用って、化学なんですね！」
青木　「そうよ。おまじないではないのよね」
後輩　「フッ化物応用が、う蝕予防に有効であることはわかりましたけど、患者さんのなかにはフッ化物の毒性を気にする方もいらっしゃいますよね？」
青木　「そうね、それは大切なことよ。では、フッ化物の毒性について、お話をしましょう」

フッ化物の毒性

フッ化物の過剰摂取による毒性を心配する患者さんもいらっしゃることでしょう。歯科医療に用いるフッ化物は、術式に従い使用すれば問題はありませんが、患者さんにきちんと説明するために、フッ化物の毒性を確認しておきましょう。

①フッ化物の毒性

事故、または意図的に中毒量のフッ化物を摂取した場合、短時間で症状が出現します。症状は、吐き気、嘔吐の発生率が高く、次に腹痛、下痢とされています。わが国では、過去の事故例から急性中毒発現量を5mgF/kg（体重1kgに対して5mg）としています。

表1に、急性症状が表れるフッ化物製剤量を年齢別に示します。たとえばこれに従うと、7歳児が1,000ppmのフッ化ナトリウム入り歯磨剤100gを一度に摂取すると急性中毒が発現することになります。ちなみに100gは、およそ大さじ6と半分。同様に7歳児が0.2%NaF洗口液を一度に飲んで急性中毒が発現する量111mLは、およそ1/2カップです（図3）。

表❶　年齢別急性中毒が発現する量（参考文献1）より引用改変）

| | 平均体重 | 総量 | 5mgF/kg摂取の例 ||||
			0.2%NaF洗口液	100ppm入スプレー液	1,000ppmF入歯磨剤	2%NaF塗布液
2歳児	12kg	60mgF	67mL	600mL	60g	6.7mL
3歳児	13kg	65mgF	72mL	650mL	65g	7.2mL
5歳児	17kg	85mgF	94mL	850mL	85g	9.4mL
7歳児	20kg	100mgF	111mL	1,000mL	100g	11.1mL

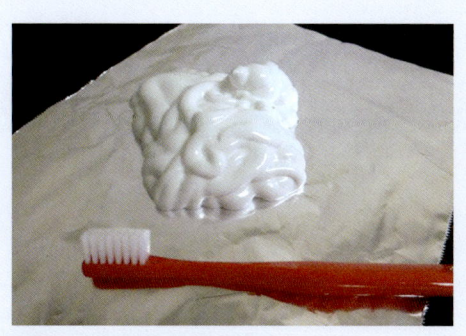

図❸　100gの歯磨剤の例

②事故が起こったときの対処
　5mgF/kg（体重1kgに対して5mg）以下の摂取の場合は、牛乳、アイスクリームなどのカルシウムを与え、2〜3時間様子をみます。嘔吐を促す必要はありません。5mgF/kg以上摂取してしまった場合は、ただちに病院に連れて行き、2〜3時間観察します。催吐剤で嘔吐を誘導し、胃を空にします。経口的に可溶性カルシウムや乳酸カルシウム、硫酸マグネシウムや水酸化アルミニウムの投与などの処置をします。

後輩　「ええっと、7歳児が1,000ppmのフッ化ナトリウム入り歯磨剤を100ｇ……？」
青木　「わかりにくいから写真に示すわ。**図3**が100ｇよ」
後輩　「7歳児が100ｇの歯磨剤を一度に飲み込むって、考えにくいですよね」
青木　「そうね、通常に正しく使用すればフッ化物応用は決して危険なものではないのよ」
後輩　「はい」
青木　「でもね、万が一っていうこともあるでしょう？　どんな事故が起こるかわからないのよ」
後輩　「そのためには、毒性と対処についての知識が必要なのですね」
青木　「フッ化物応用は、う蝕予防には欠かせないもの。専門家として正しく取り扱い、正しく患者さんに説明しなくてはいけないわね」
後輩　「はい」
青木　「では次回は引き続き、臨床でのフッ化物応用の勉強をしましょう」
後輩　「よろしくお願いします！　今回もありがとうございました」

2-7 Caries Prevention

フッ化物について教えてください②
ホームケアにおけるフッ化物応用

後輩　「こんにちは！　今回もよろしくお願いします」
青木　「こちらこそ。今回は前回の続きね！」
後輩　「はい、フッ素……、いいえ、正しくはフッ化物でしたね」
青木　「そうよ。今回はホームケアでのフッ化物応用について勉強しましょうか」
後輩　「はい！」
青木　「では、参りましょう」

❖　❖　❖

後輩　「ホームケアでのフッ化物応用は、まず歯磨剤を思い浮かべますよね」
青木　「そのとおりね。患者さんにとっていちばん身近で手軽だし、習慣化しやすいのがうれしいわね」
後輩　「先輩は、どのような患者さんにフッ化物配合の歯磨剤をお勧めしていますか？」
青木　「それはね、"すべての患者さん"よ」
後輩　「すべての患者さんって、全員っていうことですか？」
青木　「ええ、正しくは"歯がある患者さんすべて"。歯が生えた赤ちゃんから、高齢者まで全員よ」

すべての患者さんに必要なフッ化物応用

　フッ化物によるう蝕予防は、近年高い効果を示すことが広く知られるようになり、フッ化物配合歯磨剤に対する捉え方が、「ただの歯磨きの補助」から「積極的にう蝕を予防するためのもの」と変化してきています。
　小児期のう蝕予防だけではなく、学童期、成人、高齢者と、う蝕はライフステージによって、発症要因、部位が異なりますが、すべての人にう蝕予防の必要があることから、すべての人にフッ化物配合歯磨剤をお勧めするべきと考えています。

後輩　「そうですよね。う蝕予防が必要でない人なんて、いませんものね」
青木　「そうよ。たとえ、う蝕になりにくいローリスクだとしてもね」
後輩　「いままでは、"むし歯になりやすいから、フッ化物配合の歯磨剤を使ってくださいね"と指導していました」
青木　「明日からの指導が変わるわね」
後輩　「はい。ところで大人と子どもで、同じフッ化物配合歯磨剤を使っていただいてもよいのでしょうか？」
青木　「あら！　とってもよい質問ね！　では、解説するわね」

乳幼児のフッ化物配合歯磨剤

臨床現場で「何歳から歯磨き粉を使うのですか？」という質問をよく受けるのですが、「"ぶくぶくぺー"ができるようになったら」とお答えしています。

しかし、すでにう蝕がある、またはあった場合、カリエスリスクが高い家族がいる場合など、とくにう蝕予防が必要と思われる場合は、保護者と相談のうえで早期に使っていただくこともあります。

その場合は、表1に準じた歯磨剤と量を保護者に指導します。3歳未満はフッ化物イオン濃度の低い500ppmのものか、フォームタイプ（泡状）のものを推奨しています。

表❶　フッ化物配合歯磨剤の年齢別応用量（参考文献[1]より引用改変）

年齢	使用量	歯磨剤のF濃度	洗口 その他の注意事項
6ヵ月（歯の萌出）～2歳	切った爪程度の少量	500ppm（泡状歯磨剤であれば1,000ppm）	仕上げ磨き時に保護者が行う
3～5歳	5mm以下	500ppm（泡状またはMFP※歯磨剤であれば1,000ppm）	就寝前が効果的。歯磨き後5～10mLの水で1回洗口
6～14歳	1cm程度	1,000ppm	就寝前が効果的。歯磨き後5～10mLの水で1回洗口
15歳以上	2cm程度	1,000ppm	就寝前が効果的。歯磨き後5～10mLの水で1回洗口

※MFP：モノフルオロリン酸ナトリウム

当院で常備している歯磨剤の一例

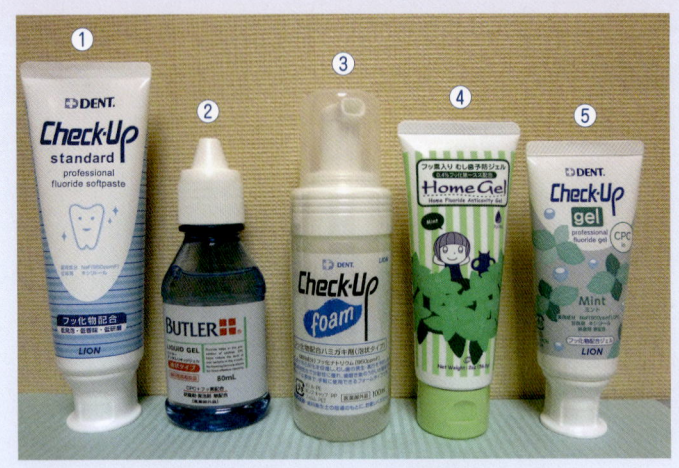

①チェックアップ　スタンダード（ライオン歯科材）
②バトラー　デンタルリキッドジェル（サンスター）
③チェックアップ　フォーム（ライオン歯科材）
④ホームジェル（オーラルケア）
⑤チェックアップ　ジェル（ライオン歯科材）

後輩　「"ぶくぶくペー"ができたら、ですね！」
青木　「そうよ。その子どものう蝕リスクに応じて、正しく指導したいわね」
後輩　「そうですね」
青木　「でも、フッ化物配合歯磨剤は、ただ使えばよいってことではないのだけれど……」
後輩　「どういうことですか？」
青木　「やはり、使うからには効果を最大限に発揮したいじゃない？」
後輩　「フッ化物配合歯磨剤には使い方がある、っていうことですか？」
青木　「そう、そのとおりよ」
後輩　「子どものころから当たり前のように使っていて、とくに使い方なんて考えたことなんかありませんでした」
青木　「歯磨剤のチューブの裏に、"歯科医師、歯科衛生士の指導のもと正しくお使いください"って書いてあるのを見たことはない？」
後輩　「あっ！」
青木　「ね？　私たちが正しく効果的な使い方をご指導するのよ」

フッ化物配合歯磨剤の効果的な使い方

わが国のフッ化物配合歯磨剤のマーケットシェア（市場占有率）は2008年で89％となり、一般消費者にもすっかりおなじみになりました。
しかし、その応用効果は、使用するフッ化物の応用量、作用時間、洗口回数、方法などによって大きく左右します。フッ化物配合歯磨剤をお勧めしたならば、効果的な使用方法もいっしょに指導したいものです（表2）。

表❷　推奨される効果的なフッ化物配合歯磨剤の使用方法（参考文献[1]より引用改変）

① 年齢に応じた量の歯磨剤をつける
② 歯磨剤を歯面全体に広げる
③ 2～3分間、泡立ちを保つように磨く
④ 歯磨剤を吐き出す
⑤ 10～15mLの水を口に含む
⑥ 5秒程度ブクブクうがいをする
⑦ うがいは1回だけとする
⑧ 1～2時間程度は飲食をしない

後輩　「効果的な使い方ですか……。そこまでは気がまわりませんでした」

青木　「化粧品でも洗剤でも、ものには効果的な使い方っていうものがあるでしょう？」

後輩　「はい。歯磨剤って日常すぎて、ただなんとなく使っている方が多そうですね」

青木　「とくに、うがいをしすぎる方が多いと思うのよ」

後輩　「そうですね」

青木　「せっかくフッ化物配合歯磨剤を使うんですもの。効果的に使わなければもったいないでしょう？」

後輩　「はい。専門家として伝えなければいけないことですね」

青木　「では次回は、プロフェッショナルケアにおけるフッ化物応用について勉強しましょう」

後輩　「はい！　今回もありがとうございました」

2-8 Caries Prevention

フッ化物について教えてください③
プロフェッショナルケアにおけるフッ化物応用

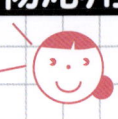

後輩　「先輩、こんにちは！」
青木　「こんにちは。今回もフッ化物応用の勉強よ！」
後輩　「はい、今回で3回目ですね」
青木　「今回でフッ化物応用は最終回。最後は、プロフェッショナルケアについて考えましょう」
後輩　「はい！　よろしくお願いします！」
青木　「がんばっていきましょうね！」

※　※　※

後輩　「プロフェッショナルケアというと、"フッ化物歯面塗布"のことですか？」
青木　「フッ化物歯面塗布とは、唾液を介さず歯の表面に高濃度のフッ化物を直接作用させることによって、歯質のう蝕抵抗性を高めようとする手段のことなの」
後輩　「はい」
青木　「歯科医師または歯科衛生士だけが直接応用できる医療行為よ」
後輩　「なんだか、改めて身が引き締まりますね！」

フッ化物歯面塗布

　う蝕の予防にフッ化物を応用することは、臨床現場では広く行われており、その役割は大きいといえます。そしてフッ化物歯面塗布という医療行為を許されている歯科衛生士は正しい知識と技術をもって、臨まなければなりません。
　フッ化物歯面塗布を開始する年齢は、子どもの受け入れる状態とカリエスリスクによりますので、保護者とよく相談しましょう。
　10年ぶりに改訂された「母子健康手帳」には、フッ化物応用によるう蝕予防の方針が明確に示されています（図1）。

ちなみに、私が勤務するクリニックがある東京都大田区では、2歳から就学時までのすべての子どもに、歯科医院でフッ化物歯面塗布が無料で受けられる「幼児歯科健康診査・フッ化物塗布受診券」が年に1枚配布されます。

```
＜このページは1歳6か月児健康診査までに記入しておきましょう。＞
保護者の記録【1歳6か月の頃】　　（　　年　月　日記録）
○ひとり歩きをしたのはいつですか。　　　　（　歳　月頃）
○ママ、ブーブーなど意味のあることばを
　いくつか話しますか。　　　　　　　　　　　　はい　いいえ
○自分でコップを持って水を飲めますか。　　　　はい　いいえ
○哺乳ビンを使っていますか。　　　　　　　　　いいえ　はい
　（いつまでも哺乳ビンを使って飲むのは、むし歯につながるおそれが
　あるので、やめるようにしましょう。）
○食事や間食（おやつ）の時間はだいたい
　決まっていますか。　　　　　　　　　　　　　はい　いいえ
○歯の仕上げみがきをしてあげていますか。　　　はい　いいえ
○極端にまぶしがったり、目の動きがおかしい
　のではないかと気になったりしますか。※　　　いいえ　はい
○うしろから名前を呼んだとき、振り向きますか。はい　いいえ
○どんな遊びが好きですか。　（遊びの例：　　　　　　　）
○歯にフッ化物（フッ素）の塗布や
　フッ素入り歯磨きの使用をしていますか。　　　はい　いいえ
○子育てについて気軽に相談できる人はいますか。はい　いいえ
○子育てについて不安や困難を感じること
　はありますか。　　　　　　　　いいえ　はい　何ともいえない
○成長の様子、育児の心配、かかった病気、感想などを自由に記入しましょ
　う。
```

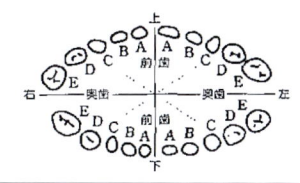

図❶　母子健康手帳の省令様式（厚生労働省HPより引用改変）

青木「ところでフッ化物歯面塗布の術式って、覚えている？」
後輩「歯科衛生士学校で習いました！」
青木「そうね、必ず習っているわよ。でもちょっとおさらいしてみない？」
後輩「はい！　術式って、大切ですよね」

術式を見直してみましょう

フッ化物歯面塗布をなんとなく実施していませんか？　フッ化物応用の効果をより確実にするために、必要な手順をプロフェッショナルとして見直しましょう。塗布剤は、溶液、ゲル、フォームがあり、術式は一般法（綿棒か綿球使用）、トレー法、歯ブラシ法がありますが、ここでは一般法をおさらいしてみます。

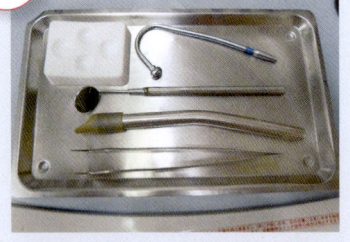

1　準備品

▲直径5mm程度の綿球数個。塗布剤は乳歯は1mL、永久歯は5mL程度

2　歯面清掃

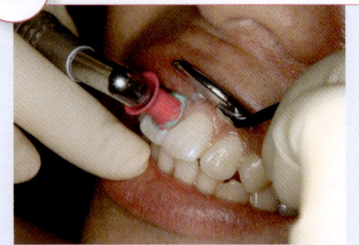

▲徹底的な歯面清掃は必要ないが、ある程度の歯垢は除去。研磨剤は使用してもしなくてもよい

3　防湿・吸引・歯面乾燥

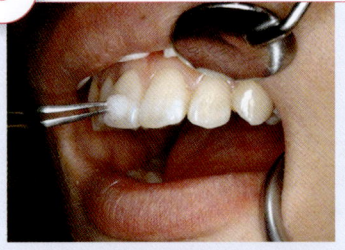

▲ブロックごとにロールワッテで防湿。エアーシリンジで乾燥。塗布中は排唾管をセットする

4　塗布剤と歯面との接触

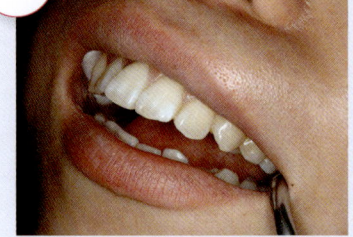

▲唾液との接触を避けた状態で3〜4分間、塗布剤と歯面を接触

5　排唾・塗布後の注意

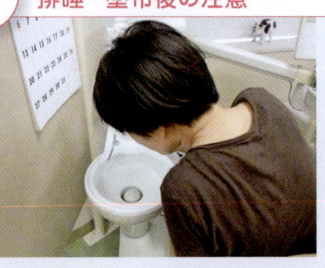

◀不要なフッ化物を口腔内から排除することを目的に排唾させる。塗布後30分の飲食と洗口を禁止する

後輩　「そういえば、編集部に『インプラントが埋入されている患者さんにフッ化物応用を実施してもよいのでしょうか』という質問が寄せられています」
青木　「それは気になる問題よね」
後輩　「はい。『歯磨剤もよくないと聞いています』とのことですが……」
青木　「インプラントが埋入されているということは一度歯を失っている、補綴治療されているというのはう蝕の経験がある、ということなのよ」
後輩　「つまり、カリエスリスクが高い可能性があるということですよね」
青木　「そう。結論からいうと積極的なう蝕予防が必要なの。ではどうすればよいのか解説しましょうね」

歯科材料に対する影響

インプラント治療に多用される純チタンやチタン合金の他に、ポーセレンやコンポジットレジン修復歯に対するフッ化物の応用には問題点があるのかどうか、多くの歯科衛生士が関心を寄せていると思います。以下の点に注意を払いましょう。

①中性のフッ化物歯面塗布溶液を応用する

中性の2％フッ化ナトリウム溶液は、チタンへの影響など臨床上問題がないとされ、影響がないか、小さいとされています。

②酸性のフッ化物歯面塗布溶液は使用しない

酸性化した高濃度のフッ化物製剤は、腐食を引き起こす可能性もあることから、可及的に避けるのが望ましいでしょう。またはワセリンやワックスなどをあらかじめコーティングしてからフッ化物を応用することで、歯科材料への影響を少なくすることができます。

フッ化物洗口液、フッ化物配合歯磨剤の酸性度は、リン酸酸性フッ化ナトリウム製剤と比較して中性あるいは中性域に近い弱酸性なので、一日に複数回繰り返して使用しても問題ないとされています。ちなみにリン酸酸性フッ化ナトリウムは、中性の塗布剤（フッ化ナトリウム）にリン酸を加え、歯質との反応性を高めたものです。

青木　「天然歯が残存しているかぎり、う蝕予防としてフッ化物応用は欠かせないと思うわ。でも、応用時に細心の注意が必要ね」
後輩　「よくわかりました」
青木　「フッ化物応用、3回にわたって、よくがんばったわね！」
後輩　「はい、明日から自信をもって患者さんに説明、応用してみます！　今回もありがとうございました」

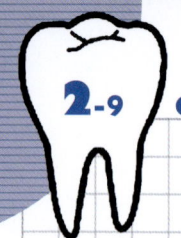

2-9 Caries Prevention

年代別のフッ化物応用について教えてください

後輩 「こんにちは！　今回もよろしくお願いします」
青木 「こんにちは。今回もがんばりましょうね！」
後輩 「はい！　今回の編集部に寄せられている質問はフッ化物についてです」
青木 「フッ化物に関する相談は多いわね」
後輩 「"具体的にホームケアでどの種類の製品を使用したらよいでしょうか？"ということですけど……」
青木 「OK！　わかったわ」

＊　＊　＊

後輩 「むし歯予防のためのフッ化物応用は、患者さんの間でもいまや常識ですよね」
青木 「積極的に使いたいという方が多いでしょう？」
後輩 「でも、ホームケア用のフッ化物製剤がたくさんありすぎて……」
青木 「だから、患者さんに何を指導したらよいのか迷ってしまうのね」
後輩 「はい、そうなんです」
青木 「すべての人が正しく使っているとは限らないから、私たちが情報提供しなければいけないわね。とくに多くの人が使用するフッ化物配合歯磨剤を正しく使う重要性についてお話ししましょう」

フッ化物配合歯磨剤の適正な濃度、適正な量を指導する必要性

　近年、フッ化物応用における効果の高さが理解され、多くの人たちがフッ化物配合歯磨剤を積極的に使用しているのは喜ばしいことです。しかし、すべての人がそれを適正に使っているでしょうか。
　フッ化物配合歯磨剤の予防メカニズムは、歯を磨いた後に歯面、歯垢、粘膜および唾液などに保持された、フッ化物イオンによる再石灰化促進と酸生産性抑制効果

といわれています。ですからその効果は、フッ化物配合歯磨剤の濃度、使用量、作用時間、洗口回数によって、大きく左右されてしまうのです。

したがって、効果的なフッ化物配合歯磨剤の年齢別応用量が推奨されているのです（表1、図1）。

表❶ フッ化物配合歯磨剤の年齢別応用量（参考文献[1]より引用改変）

年齢	使用量	歯磨剤のF濃度	洗口 その他の注意事項
6ヵ月（歯の萌出）〜2歳	切った爪程度の少量	500ppm（泡状歯磨剤であれば1,000ppm）	仕上げ磨き時に保護者が行う
3〜5歳	5mm以下	500ppm（泡状またはMFP※歯磨剤であれば1,000ppm）	就寝前が効果的。歯磨き後5〜10mLの水で1回洗口
6〜14歳	1cm程度	1,000ppm	就寝前が効果的。歯磨き後5〜10mLの水で1回洗口
15歳以上	2cm程度	1,000ppm	就寝前が効果的。歯磨き後5〜10mLの水で1回洗口

※ MFP：モノフルオロリン酸ナトリウム

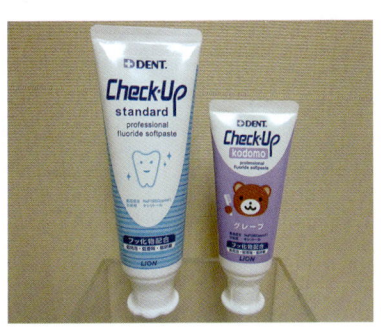

図❶ チェックアップスタンダード、チェックアップこども（ライオン歯科材）

後輩「そういえば、十分にうがいができるのに少量しか使わない大人の患者さんがいます」

青木「『フッ素入りを使ってください』だけじゃ駄目なのよ」

後輩「適正なフッ化物の濃度と歯磨剤の量がポイントですね。気をつけなくちゃ！」

青木「でも、年齢別では表1のとおりだけれど、口腔内のリスクは患者さんそれぞれよ。みな同じものをお勧めしてよいのかしら？」

後輩「わあ！　そうでした。むし歯になりやすい人とそうじゃない人……」

青木「唾液が少ない方、成人であってもうがいが困難な方。それぞれのリスクに応じて必要なフッ化物製剤を指導したいわね」

それぞれのリスクに応じた フッ化物製剤の応用

ミュータンス連鎖球菌のレベルが高い

スズイオンの抗菌作用により、フッ化スズ配合歯磨剤の応用が適しています。当院では通常のブラッシングの後、ジェル状の歯磨剤でのダブルブラッシングを推奨しています（図2）。

図❷　ホームジェル（オーラルケア）

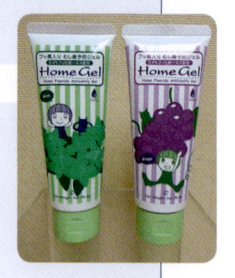

唾液が少ない、うがいが困難

ダブルブラッシングをします。1回目は歯磨剤をつけずに磨いてもらって構いません。2回目に少量のフォーム（泡）状かジェル状の歯磨剤を使用します。フォーム状、ジェル状は研磨剤や発泡剤が配合されておらず、配合フッ化物が口腔内に広がりやすいのです。うがいは、少量の水で1回行います（図3）。

図❸　チェックアップフォーム、チェックアップジェル（ライオン歯科材）

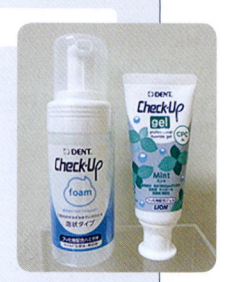

トータルでカリエスリスクが高い方

ミュータンス連鎖球菌のレベルだけではなく、プラークコントロールがうまくできない、甘いものが好きなど、う蝕罹患傾向が高い場合には、フッ化物洗口を応用します。修復歯の二次う蝕防止、矯正装置が装着されている患者さんにも有効です。

洗口を行い、吐き出しができる小児から使用し、第2大臼歯が萌出完了する14歳ごろまで実施するのが望ましいでしょう（図4）。

図❹　フッ化ナトリウム洗口液0.1％ライオン（ライオン歯科材）、フッ化ナトリウム洗口液0.1％ビーブランド（ビーブランド・メディコ・デンタル）

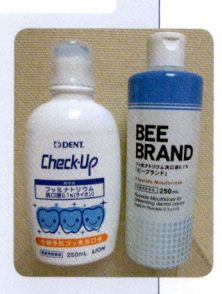

低年齢児

当院では「ブクブクペー」ができるようになってから、フッ化物配合歯磨剤の使用開始を指導していますが、すでにう蝕がある場合や、保護者が予防を強く希望するは、前述の表1に従い、低濃度のフッ化物配合歯磨剤の使用を勧めています（図5）。

図❺　ジェル状歯みがき（ピジョン）、チェックアップジェル（ライオン歯科材）

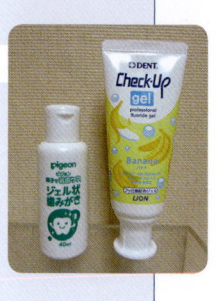

後輩　「なるほど！　それぞれのリスクに応じて選ぶのですね」
青木　「そうよ。リスクがみな同じとは限らないでしょう。患者さんと相談しながら選ぶといいわ」

反省から生まれた、当院のチェックシステム

　私の勤務する医院には予防に熱心な患者さんが多く、子どもが低年齢のころから積極的にフッ化物応用を希望する保護者も少なくありません。そんな当院に、あるときとても反省しなければならないことが起こりました。

　小学校高学年の患者さんにホームケアのチェックをしていたところ、低年齢児用の低濃度のフッ化物配合歯磨剤を使用していたことがわかりました。熱心なお母さんは、お子さんが小さかったころに当院が指導した歯磨剤を信じ続けて、せっせと使わせていたのです。私たちは大慌てで適正な製品と使い方、適正な量を指導し直しました。

　その反省を活かし、当院では定期健診ごとに記入するホームケアチェック用紙について、"何を使っているか""どのくらいの量を使用しているか"をわかりやすく改訂し、現在に至ります（図6）。

図❻　当院のホームケアチェック表

後輩　「へぇー、そんなことがあったのですね」
青木　「そうなのよ、大失敗よ。でもそれを反省して、いまはわかりやすくしたわ」
後輩　「小さな子どもはすぐに大きく成長しますし、成人はやがて高齢者になっていきますものね」
青木　「そのとおりよ。予防は完全個別対応に行うもの。患者さんのホームケアに必要なフッ化物製剤を適切に選びたいわね」
後輩　「はい、がんばります。今回もありがとうございました」

【第2章　参考文献】
1）一般社団法人日本口腔衛生学会フッ化物応用委員会（編）：フッ化物応用の化学．口腔保健協会，東京，2010．
2）倉治ななえ，田村文誉（監修）：マタニティ歯科外来〜命を育む女性の口腔保健のために〜．わかば出版，東京，2012．
3）荒川浩久（監修）：歯科衛生士のためのフッ化物応用のすべて．クインテッセンス出版，東京，2005．
4）熊谷　崇：わたしの歯の健康ノート．医歯薬出版，東京，2000．

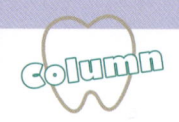

Column

私と患者さん①

　とても苦手な患者さんがいました。当時60歳代男性のSさんです。無口なうえに無反応で、コミュニケーションがうまくとれないことが悩みでした。でも口腔内は良好な状態を維持し、決して無関心ではないのです。悩みながらも5年近くメインテナンスを続けていました。

　ある日、3ヵ月リコールで来院したSさんに、いつものように「お変わりありませんか？」と声をかけました。そうしたらなんと、「あ！　腫れてもいないしね、調子はいいよ！」と返事が返ってきました。一瞬とてもビックリしましたが、すぐに気がつくことができました。Sさんの右耳に補聴器が付けられていたのです。私はようやく理解できました。そう、Sさんは耳が聞こえにくかったので、無口のうえに無反応だったのです。決して苦手な人ではありませんでした。

　それ以来、Sさんとは会話が弾むようになりました。コミュニケーションもばっちりで、よい関係を築いています。不愛想なSさんはもういません。苦手だったSさんのメインテナンスは、いまでは私の楽しみになっています。

Communication 3

患者さんと なかよくしたい

3-1 Communication

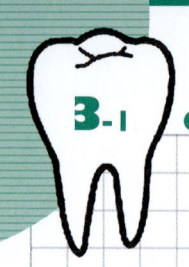

苦手なタイプの患者さんへは
どう対処すればよいですか

後輩　「先輩、こんにちは……」
青木　「こんにちは！　……あら？　なんか浮かない顔ね？」
後輩　「実は、とても気難しい患者さんがいらして……。うまくTBIができなかったんです……」
青木　「あらあら、それは困ったわね」
後輩　「先輩は苦手な患者さんに、どういうふうに接しているんですか？」
青木　「では、今回はそのお話をしましょう」

❖　❖　❖

青木　「たとえば、どんな患者さんが苦手？」
後輩　「そうですね。今日は気難しい感じの年配の男性で……。あとはツンツンしている若い女性とか……」
青木　「そんな患者さんに出会うと、自分も身構えてしまったり、ギクシャクしちゃうのよね」
後輩　「そうなんです。あせってしまって……」
青木　「それではうまくコミュニケーションがとれているとはいえないわね」
後輩　「コミュニケーションって……。いまさらですけど何なのでしょう？」

コミュニケーションとは

コミュニケーションを図るには次の3つの条件が必要です。①情報を伝える、②情報を受け取る、③お互いに理解する。歯科衛生士として、①の「情報を伝える」はみなさん上手にできると思います。たとえば、歯ブラシの当て方や、甘いものの摂り方といった、いわゆる「指導」です。ところが②と③の「情報を受け取る」「お互いに理解する」ことに慣れていない方が多いように思います。指導するだけの一方通行ではコミュニケーションはとれません。患者さんの「言いぶん」や「言いわけ」に耳を傾けてみましょう。そこには患者さんの感情や要求が隠れています。

あなたはどのようなイメージをもちますか？

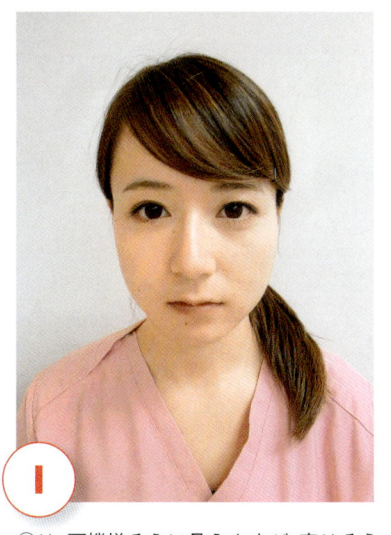

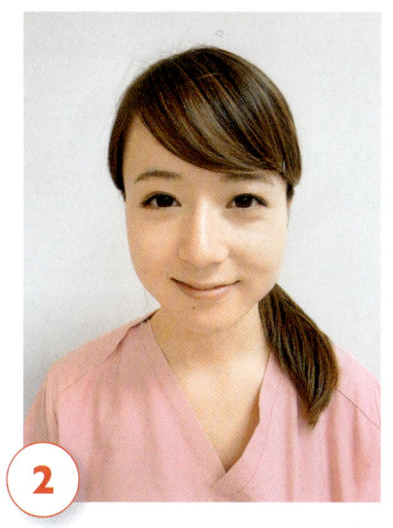

①は、不機嫌そうに見えますが、実はそうではありません。本人に悪気はまったくなく、ただ何も考えていないだけです。一方、②は口角を少し上げるように意識して笑ってもらいました。さあ、あなたが打ち解けて話をしてみたいのは、どちら？

後輩　「でも青木さん、患者さんが無口な方だったり、不機嫌そうにしていたりすると困ってしまいます」
青木　「話しやすい雰囲気をつくるのも大切よ。上の写真を見てみて（図①、②）」
後輩　「わぁ、①はなんだか怖そう……。②はやさしそうですね」
青木　「実は両方同じ人なのよ。①の写真は何も考えていない普通の顔。②は少し笑ってもらったの」
後輩　「②は感じがよいですね」
青木　「あなたならどっちに担当してもらいたい？」
後輩　「それはもちろん②みたいな人にみてもらいたいですよね」
青木　「そうでしょう？　では、気難しい患者さんの前で、どんな顔していたか思い出してみて」
後輩　「あっ、顔がコチコチだったかもしれません」
青木　「①の顔に近かったのかしら？」
後輩　「う～ん、そうかもしれません……」

3-1　苦手なタイプの患者さんへはどう対処すればよいですか　97

患者さんが話しやすい環境づくり

そもそも私たちが患者さんと向き合う場所は、医療機関です。多くの患者さんは不安や心配な気持ちを抱え、勇気を振り絞って来院しているということを忘れないでください。「感じがよい表情」だけではなく、思いやりをもった親切な態度で患者さんに接しましょう。医療人として清潔感がある身だしなみや、言葉遣いにも気を配りましょう。患者さんに心を開いていただくための一歩です。

後輩　「青木さん、患者さんが話しやすい"場"を作るということはわかりますけど、"患者さんの情報を受け取る"には、それだけではダメですよね……？」

青木　「そのとおりよ。ニコニコしていればいいっていうわけでもないわよね」

後輩　「青木さんはさっき、『言いわけや言いぶんに耳を傾ける』って言いましたが、それすら話してくれない患者さんや、言いわけばかりの患者さんって、正直言って困りませんか？」

青木　「では、それを解説しましょう」

患者さんの話を聞くということ

無口な患者さんには、具体的な答えが返ってくる質問を投げかけるようにします。「はい」と「いいえ」では済まないような質問です。たとえば、「歯磨きには何分かけていらっしゃるのですか？」、「1日のなかで、いつごろ歯を磨く時間をおとりになれますか？」などです。そこから会話の糸口をつかみます。患者さんが話し始めたら、あいづちを入れたりして"あなたの話を聞いていますよ"という**受容的な態度**で聞くようにします。さらに、**共感、理解**を示します。「痛いから歯石は取りたくない」という患者さんには、「以前に歯石を取ったときに痛い思いをなさったのですね。それでは歯石は取りたくないのも当然ですよね」といった具合です。

後輩　「でも、患者さんの言いわけばかり聞いていても、なんだか甘やかしているだけのような気がしますけど……」

青木　「あら、患者さんの言いわけは、情報の宝庫よ」

後輩　「実は以前にスケーリングで痛い思いをしていたとか……？」

青木　「そう。たとえば、『忙しくって歯を磨けない』という患者さんにどんど

　　　　　ん言いわけをしてもらったら、実はお家に寝たきりで介護が必要なご家
　　　　　族がいた、ということも実際あったわ」
後輩　「なるほど〜！」
青木　「それにね、受容・共感・理解は、ただ患者さんを甘やかしているので
　　　　　はないのよ。"あなたの言っていることはおかしくない、あなたは正し
　　　　　いですよ"と患者さんを受け入れることで、患者さんに『自分は安全な
　　　　　場所にいる。この人は信頼してもいい』とこちらを受け入れてもらいや
　　　　　すいの」
後輩　「そうやって次の指導に繋げていくんですね！」
青木　「そういうこと！　そしてこちらの要求を受け入れてもらうのよ」
後輩　「なんだか、苦手な患者さんにもうまく対応できる気がしてきました！」

わかってあげる、わかってもらう

　患者さんの言いわけを聞いていると、確かに情報が間違っていたり、思い違いをしている患者さんもいらっしゃいます。私は電動歯ブラシが好きなのですが、「電動歯ブラシは歯が磨り減るから嫌」と言う患者さんが以前いらっしゃいました。患者さんがおっしゃるには、「前にかかっていた先生がそう言っていた」とのことなのですが、私は「なるほど。それでは電動歯ブラシをお使いになるのは不安ですよね。では、普通の歯ブラシをお勧めしましょうね」と答えたのを覚えています。
　その後、数ヵ月経ち、その患者さんは「以前勧めてくれた電動歯ブラシ、なんて言うんだっけ？」とおっしゃいました。私はそのときに初めて電動歯ブラシの効果、安全性をお話しし、"歯が磨り減る"という誤解を解いたのです。もちろん場合によっては、早急に考えや行動を改めてもらいたいこともあるのですが、それでも患者さんとの信頼関係を構築してからのほうが望ましいでしょう。

青木　「では、最後にひとつ大事なことを教えてあげるわ」
後輩　「なんでしょうか？」
青木　「それはね、あきらめないこと。1回の対応でうまくいかなくてもガッ
　　　　　カリしないで。もしかしたらお家に帰って、『今日の歯科衛生士さん、
　　　　　よかったな。今度は歯ブラシの当て方を聞いてみよう』と思ってくれて
　　　　　いるかもしれないのよ」
後輩　「そうですよね！　今回はありがとうございました！」

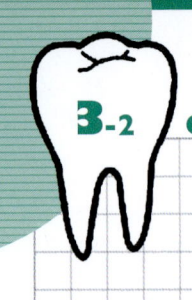

3-2 Communication

新人が入りました。
何から教えればよいのですか？

後輩　「先輩！　こんにちは！」
青木　「こんにちは！　あら、なんだか今日は張り切っているわね〜」
後輩　「わかりますか!?　私に後輩ができるんですよ！　ずっと院長先生と2人で診療していたので、うれしくって！」
青木　「それはよかったわね！　じゃあ、新人教育をがんばらなくっちゃね」
後輩　「新人教育？　私が指導するんですか？」
青木　「そうよ。あなた以外に誰がいるの？」
後輩　「……そうか〜。そうですよね」
青木　「あらあら。では今回は新人教育のお話をしましょうか」

❖　❖　❖

後輩　「新人教育って……。具体的にはさっぱり思い浮かびません……」
青木　「そうね。教えることがありすぎて何から教えてよいのか、わからないのね。ではまず、おおまかに分けてみましょうか」
後輩　「たとえばどんなふうに分けますか？」
青木　「そうね、まずは院内の日常生活のルール。終日にわたる院内の業務の流れ、歯科衛生士業務の技術、といったところかしら」

院内の日常生活のルールを教える

今日、医院に入ってきた新人はドアを開けて入ってきた瞬間からわからないことばかり。細かいことですが、タイムカードを押す、白衣を着用する、脱いだ私服をどうする、荷物はどうする等、きちんと説明をします。身だしなみについては初日こそ肝心です。正しく白衣を着用し、髪をきちんとまとめて診療室へ出ることを指導します。乱れた身だしなみやメイクなどは、時間が経てば経つほど注意しにくくなるものです。日常生活のルールは、各家庭に存在する決まりのようなもの。自分たちは当たり前だと思うことでも、面倒だと思わずに親切に教えてあげてください。

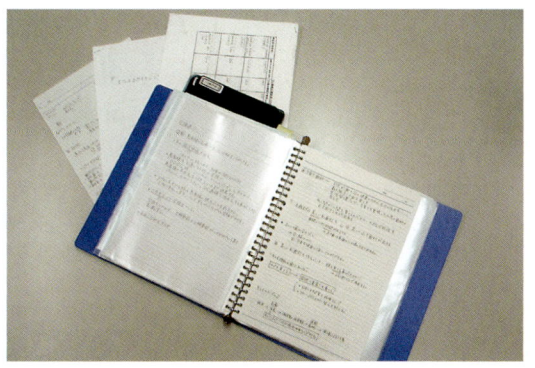

図❶ あるスタッフの新人時代の研修ノート。3ヵ月間にわたる講義、実習、レポートがまとめられている

後輩　「普段当たり前のことだと思っても新人はそうではないのですね」
青木　「そうね。でも、これはそのつど教えてあげればそんなに時間はかからないし、1週間もすれば新人もだいたいのことは把握してくれると思うわ」
後輩　「"院内の日常生活" と "院内の業務の流れ"、これは違うものですか？」
青木　「"院内の業務の流れ" は要するに仕事の流れよね。これは患者さんを巻き込んでのことだから、しっかり教えてあげないとダメよ」
後輩　「始業から終業までの全部ですね」
青木　「そのとおりよ。朝の準備、帰りの片づけの他にも、たとえば受付からカルテが出されて、患者さんの治療が終わってそのカルテがどこに行くのか。印象を採ったらそれをどうするか、石膏模型をどのようにラボに出すのか。新しい材料を出したら在庫はどうするのか」
後輩　「うわぁ～。当たり前ですけど、言われてみればそうですね」
青木　「最初のうちは先輩歯科衛生士とペアを組んで、行動をともにすればよいと思うわ」

終日にわたる院内の業務の流れを教える

先にも述べましたが、新人はわからないことだらけ。「そんなこと当たり前でしょう？」と放置してしまうと大きなトラブルに繋がります。最初のうちは診療室内で新人を一人にせず、いちいち先輩と行動をともにさせることをお勧めします。新人はまだ一人前ではありません。ということはまだ戦力の一部ではないのです。私の勤務する医院では、新人を迎えてしばらくは、スタッフ1人増えたぶんのアポイントなどを入れることは、まずありません。教えるほうと教わるほう、双方にも時間が必要なことですから、院長先生はじめスタッフ全員の心づもりと協力が必要です。一日の診療の流れは、各医院によってシステムなども大きく違いますから、マニュアルを作っておくとよいでしょう。

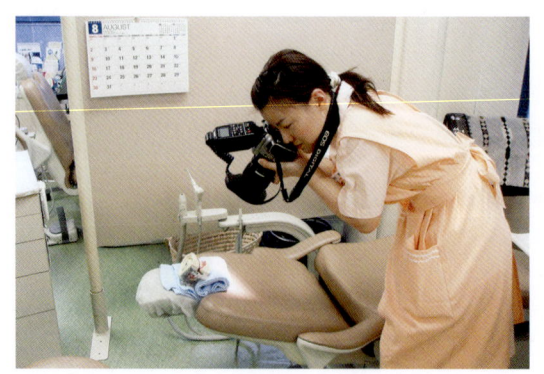

図❷　口腔内写真撮影を練習している様子。研修を終えても、自ら休み時間に練習を行う

青木　「新人研修のいちばんのハイライトは、歯科衛生士業務の教育ね」
後輩　「えっ、そうですか？　でも、晴れて歯科衛生士の資格をもっているのに……」
青木　「資格を持っている＝一人前、ではないのよ。患者さんデビューさせるのはまだ早いわ」
後輩　「それこそ、どうしたらよいのかわからないです……」
青木　「院長先生と相談することが必要だと思うけど」
後輩　「院長先生と、ですか？」
青木　「私たち歯科衛生士は、歯科医師の指導の下で業務しているのよ。院長先生の『ここまで歯科衛生士に任せたい』という基準を明確にすることで、新人に教えることがハッキリしてくるわ。そして、いつまでに研修を完了させるかという目標も決めておくのよ」

歯科衛生士業務の技術を教える

まず、院長先生と「診療室で歯科衛生士に求めていること」を話し合ってみましょう。それがハッキリしていると、自ずと研修内容が具体的に計画できます。当院では10年以上前から基本的な研修内容が定められ、必要なことが追加されたり調整されたりしながら現在も続いています。印象採得、X線撮影の位置づけ、口腔内写真、PMTCなど、すべてを箇条書きにしてみると相当な内容になりますが、それをすべてクリアして先輩の評価、院長先生の許可を経て、晴れて患者さんデビューとなります。当院の新人研修期間は3ヵ月としています。研修には数名の歯科衛生士が担当しますが、その日研修担当にあたっている歯科衛生士はお昼休みや自分のアポイントを空け、その時間に研修を行います。3ヵ月ですべての研修が完了するようにスケジュールが組まれています。

当院の新人研修カレンダー公開！

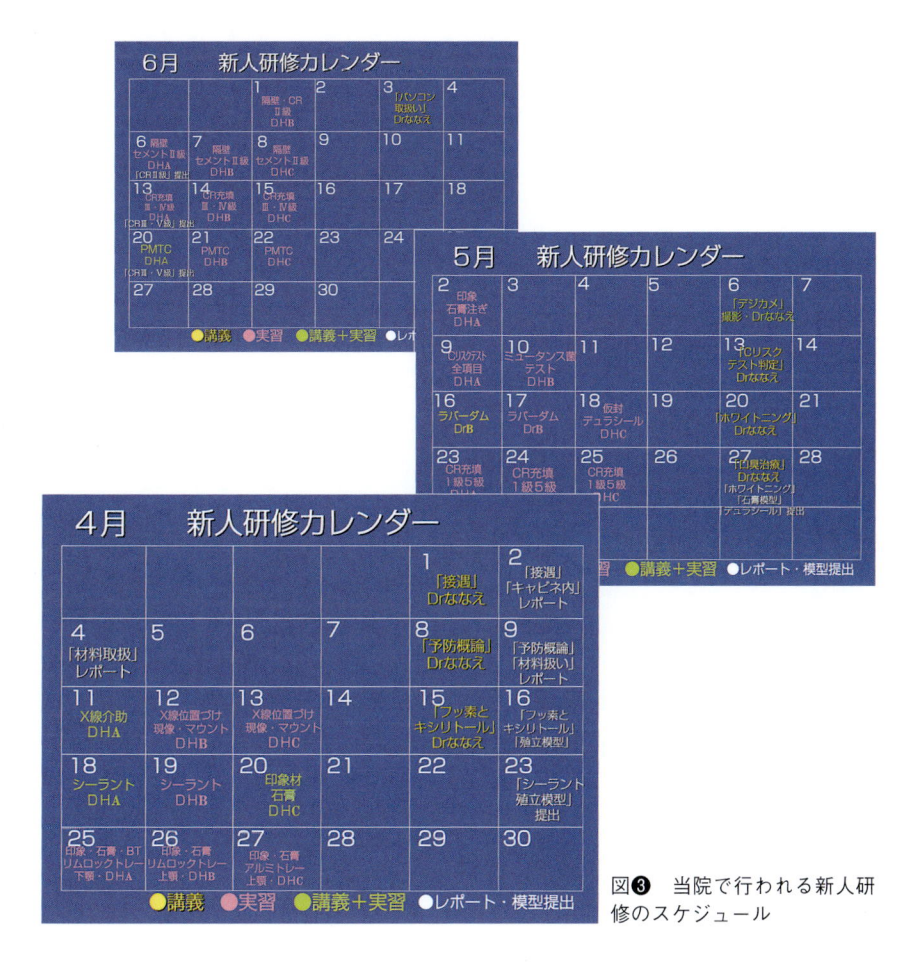

図❸ 当院で行われる新人研修のスケジュール

後輩 「教えるほうも、教わるほうもたいへんですね」
青木 「プロフェッショナルを育てるのよ。先輩歯科衛生士の大切な仕事よ」
後輩 「新人指導のために診療時間を空けているんですか？」
青木 「最初のころは診療が終わってから研修していたのよ。でも連日帰りが遅くなり健康を害してはいけないということで、診療時間を割いてもよいと院長先生に許可をいただいたの」
後輩 「医院ぐるみ、なんですね」
青木 「診療時間をいただいているので、その時間を無駄にしてはいけないし、3ヵ月の期限つきだから医院全体が協力し合わないとね」
後輩 「早速院長先生とミーティングしてみます！」
青木 「がんばってね！ 応援しているわ！」

3-3 Communication

子どもの患者さんに
うまく対応するにはどうしたらよいですか？①
保護者と信頼関係を構築しよう

後輩　「こんにちは！　今回は小児のことについて教えてください」
青木　「こんにちは！　小児ね。どのくらいの子どもなの？」
後輩　「どのくらい？　ええっと……？」
青木　「小児といっても年齢の幅は広いわよ」
後輩　「確かにそうですよね」
青木　「だからこそ難しいのかもね。文部科学省の定義では、1歳から就学前までを幼児というのだけれど、今回は幼児ということにしましょうか」

※　※　※

青木　「たとえば、幼児の患者さんが来て、たいへんなことは？」
後輩　「それは、泣く、嫌がる、言うことを聞いてくれない……」
青木　「あら、それは幼児ですもの、当たり前よ」
後輩　「そうは思いますけど……。それにどう対応したらいいのか、もうわからなくて」
青木　「それをコントロールするのが私たちの仕事よ。重要なキーパーソンはお母さんね」
後輩　「お母さん？　母子分離はしないのですか？」
青木　「私の勤務するクリニックは基本的にしないのよ。3歳くらいまでの子どもはお母さんがそばにいることで精神が安定するので、そのほうがうまくいくことが多いのよ」
後輩　「そうなんですか」
青木　「それに最近は、とっても熱心なお母さんたちが増えてきてると思わない？」
後輩　「確かにそう思います」
青木　「そんな熱心なお母さんたちはそばで見ていて、ひとたび理解するとたいへん強力なサポーターになってくれるのよ」
後輩　「治療方針にも協力的になってくれる、ということですね」

ポイントは母子同時診療

もちろん小さくても上手にできる子ども、お母さんと離れても平気な子どもはいますが、当院では基本的に母子分離はしないことになっています。お父さんやおばあちゃんが付き添いの場合も同様です。低年齢児は保護者が見守っていることで情緒が安定しますので、落ち着いて診療することができます。

また、子どもの口腔内や診療を受ける様子を保護者と共有することによって、保護者の理解や協力を得やすくなります。予防や食生活指導なども保護者に説明しますので、母子同時診療は昔からの当院のスタイルです。

後輩　「お母さんがそばにいることで、子どもは上手にできるのですね」
青木　「ところがね、それがすべてうまくいくとも限らないのよ〜」
後輩　「ええっ！ またなんだか難しくなっていきそうな……」
青木　「母子同時診療といっても、嫌がる子どもはいるでしょう？」
後輩　「お母さんが一緒でも、泣いたり嫌がったりっていう子どもはいる、ということですね」
青木　「そう。そして自分の子どもがあんまり泣き叫んでいれば、お母さんだって心配になると思わない？」
後輩　「自分だったらオロオロしちゃいそうですね」
青木　「普通そうでしょう？ だからお母さんが一緒でも子どもが泣く場合は、まずお母さんとお話ししてリラックスしていただくのよ」

まずお母さんに落ち着いてもらう

診療室に入る際、泣いたり嫌がったりする子どもがよくいます。その際に、必死でなだめたり言い聞かせたりするあまりに、自分も興奮状態になってしまうお母さんがいます。そんなときは、大きな子でも抱っこしたまま入室していただいて構いませんし、チェアーサイドでもユニット脇においたスツールに抱いたまま座っていただいても結構ですので、子どもがまずお母さんと落ち着いてお話しできる場を作ります。

お母さんの不安は、子どもにダイレクトに伝わります。泣いている子どもの前では、ついつい大きな声で「大丈夫よ〜!!」と叫びがちなので、お母さんには「あら、なんでもないわよ〜」とのんびり優しく声をかけるようにお願いしています。決してスタッフも一緒に、必死になって大騒ぎしてはいけません。

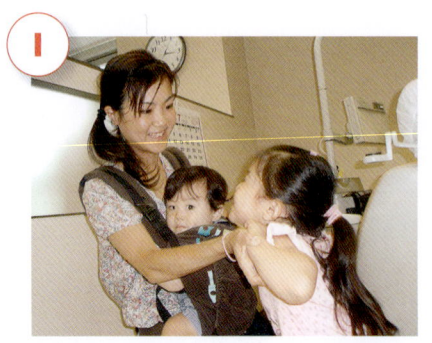

1 ▲今日はクリーニングの日。なんとなく気分が乗らないのかな？

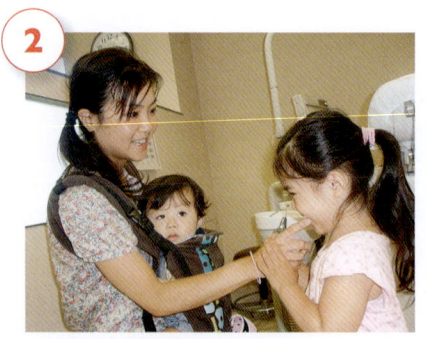

2 ▲お母さんが笑顔で「きれいにするんでしょう？　がんばって」

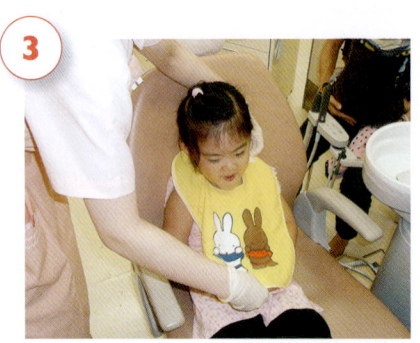

3 ▲決心してユニットの上へ。エプロンもかけてもらいました

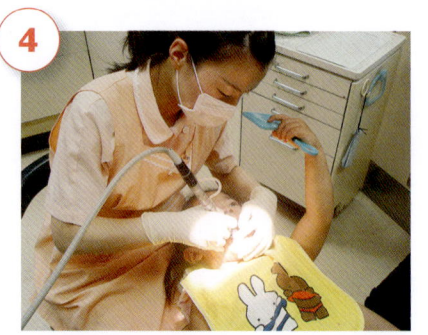

4 ▲鏡を持って、上手にクリーニングを受けています

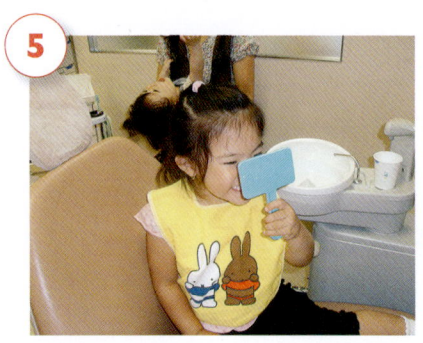

5 ▲「きれいになったー!!」

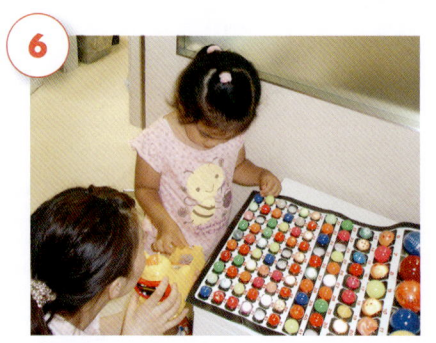

6 ▲上手にできたので、ごほうびをどうぞ!!

後輩 「お母さんの態度って、子どもへの影響が大きいですね」
青木 「どちらかというと、ドンと構えたお母さんのほうがうまくいく場合が多いわね」
後輩 「やっぱり心配そうな顔のお母さんだと、子どもも不安になりますよね」
青木 「そうね。あと、しかめっ面のお母さん」

後輩　「こっちまでドキドキしてしまいますね」
青木　「お母さんに悪気はもちろんないのよ。心配のあまりコワイ顔になってしまうのでしょうね」
後輩　「お母さんが笑っていると子どもも安心する、というわけですか」
青木　「そう、そのとおりよ」

ニコニコ顔のお母さんがうまくいく

最初は泣いていた子どもの患者さんが、泣かないで診療室に入れて、お話が上手に聞けるようになって、泣かないで口腔内を見せてくれるようになってと、だんだん慣れてくる様子を観察し、記録するのは歯科衛生士としてとても楽しいものです。

もちろん、その子ども自身の素質もあると思いますが、いちばん大きいのはそばで見守るお母さんの存在です。常にニコニコ、しかも子どもが泣いても動じることなく、「できるわよ！」と励ましてくれるお母さんが付いている子どもは、慣れるのも自信がつくのも早いように思います。

また、そんなドンと構えたお母さんは、治療を嫌がる子どもへの説得もお上手で、なんとスタッフの説得より効くことが多いようです。

後輩　「嫌がる子の説得も上手なんですか？」
青木　「そうよ。そういうときは、周りのスタッフはその場を離れて、親子二人っきりで話し合ってもらうの。お母さんが上手に言い聞かせてくれるのよ」
後輩　「なるほど、そばについているお母さんの存在は大きいですね」
青木　「でもそれは、保護者と歯科医院側の双方でしっかりした信頼関係が成り立っていることが絶対条件よ」
後輩　「信頼している歯科医院だからこそ、安心して任せてもらえるわけですね」
青木　「そうよ。私たち歯科衛生士は医院の診療方針をしっかり理解し、方針に合ったアシスタント、指導を心がけて保護者との信頼関係をいっそう構築する必要があるわね」
後輩　「よくわかります」
青木　「次回は、実際に子どもの患者さんが歯科医院に慣れるために心がけている工夫をご紹介しましょう」
後輩　「それは楽しみです！　今回もありがとうございました」

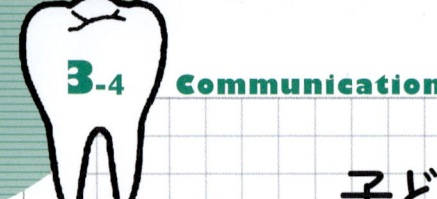

3-4 Communication
子どもの患者さんにうまく対応するにはどうしたらよいですか？②
なかよくなるための魔法の言葉

後輩　「こんにちは！　今回もよろしくお願いします」
青木　「こんにちは！　今回は子どもの患者さん対応の続きね」
後輩　「前回は、小さな子どもだからこそ、お母さんの役割が大きいことがわかりました」
青木　「保護者と一丸となって子どもに対応するとうまくいくのよね」
後輩　「はい。でも、肝心の子どもへの対応で、うまくいくコツも知りたいです」
青木　「そうよね。では子どもへの対応をお話ししていきましょうか」

❖　❖　❖

青木　「まず、3歳くらいの小さな子どもが泣かずに診療室に入って来たら、何て声をかける？」
後輩　「まず笑顔で"こんにちは！"」
青木　「オッケー！　それから？」
後輩　「ええっと……。やさしく"今日もがんばろうね〜！"」
青木　「他には？」
後輩　「……他には？　怖がらないようにやさしく接する以外にはとくに……」
青木　「ほめてあげないの？」
後輩　「ほめる？　治療もまだなのに、何をほめるんですか？」
青木　「泣かないで入室してきたこととか……」
後輩　「あっ、そうか。そうですね！」
青木　「たとえば"今日のお洋服、可愛いわね！"でもいいのよ」
後輩　「なんか、気持ちが盛り上がりますね」
青木　「そうなの。"お父さんと一緒なの？　いいわねぇ！"とか、入室してきたら、何か楽しい気分になるような言葉をかけてあげるのも、いいと思うわ」

> **ほめ言葉のシャワーを
> たくさん浴びせてあげましょう**
>
> 　当院では、とにかく小児患者さんへは「ほめる」ことを大原則としています。どんな些細なことでもよいのです。ほめて、ほめて、ほめまくる、といった感じです。泣かないで入室できたこと、泣いていてもユニットに座れたこと、たとえお母さんに抱かれたままだとしても、口を開けられたこと。ほめるポイントは多くあるものです。
>
> 　ほめることは、何も上手に治療ができた子どもにだけ与えられるものではありません。小さな子どもなりに、勇気をふりしぼった行動をほめてあげましょう。「上手ね！」「えらいね！」以外にも「かっこいい！」「素敵ね！」などもよいでしょう。当院のスタッフは、ほめ言葉のバリエーションがとても豊富です。
>
> 　ただ気をつけていただきたいのは、タイミングよくほめるということです。「○○ができてすごいね！」など、小児患者さん自身が、何に対してほめられているのか、わかるようにほめてあげましょう。

後輩　「なんだか、ほめるこっちが照れてしまいますね」

青木　「いいのよ。大人が聞いたら恥ずかしくなっちゃうようなほめ言葉が、子どもは大好きなのよ。全身全霊でほめてあげないと、かえって白けちゃうわよ」

後輩　「ほめるのはわかりましたけど、叱らないんですか？」

青木　「就学前の幼児には、ほとんど叱らないわよ」

後輩　「本当ですか？」

青木　「叱るということは、即効性があるけれど効果は長続きしないのよ」

後輩　「へぇ、知りませんでした」

青木　「もしも、保護者の目が届かないところでいたずらなどをして、本人に危険を伴うような場面があったのなら、叱ることも必要ね」

後輩　「診療室やチェアーサイドって、危ないですものね」

青木　「そうよ。でも言うことを聞いてくれたら"言うことが聞けて、えらいわね"ってほめるのよ」

後輩　「徹底してますね。ほめるってどんなメリットがあるのでしょうか？」

青木　「ほめてあげるとね、どんどん上手に診療を受けられるようになるわよ」

ほめてハードルを上げていく

「ほめるメリット」はたくさんあります。どんな子どもでもほめられると嬉しくなり、自信をもってくれるようになります。自信がつくと、どんどん上手になっていきます。

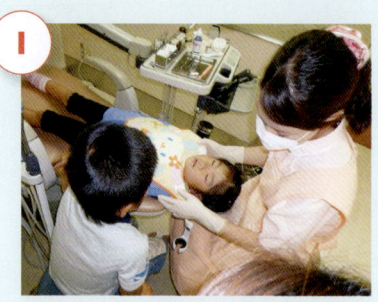

1 ▲5歳、Mちゃん。今日は歯磨きのチェックの日です

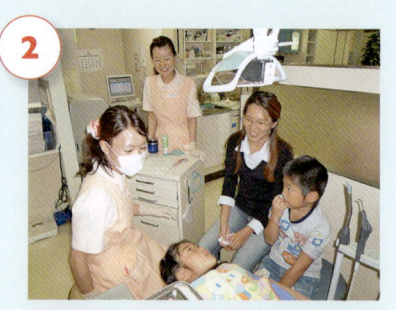

2 ▲通りかかった歯科衛生士が「こんにちは！ Mちゃん、いつもお利口だね！」と声をかけます

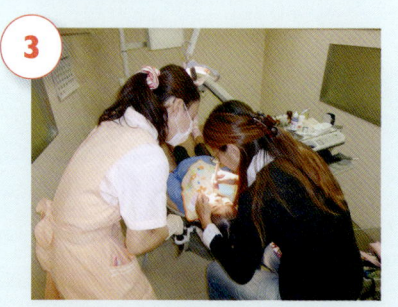

3 ▲お母さんの仕上げ磨きチェック。「上手にお口を開いてくれてありがとう！」

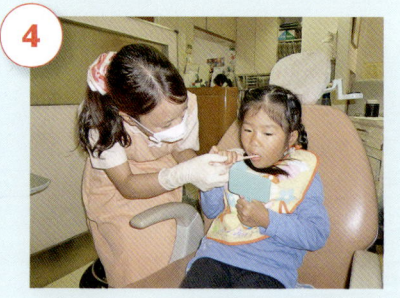

4 ▲自分磨きチェック。「ここを磨いてごらん。わぁ、上手だね！」

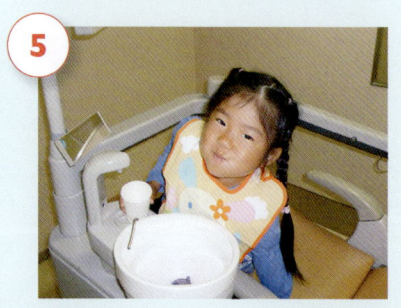

5 ▲小さいころから歯医者さんが好きなMちゃん

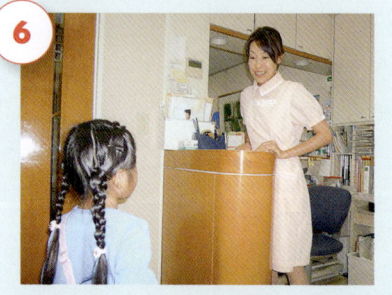

6 ▲「えらかったね！ また来てね！」。帰り際、受付のお姉さんも声をかけます

　当院の歯科衛生士は、「最初は泣いたがユニットに座れた。次回は最初からユニットに座ると約束」「ラバーカップはダメだったが、歯ブラシは大丈夫。次回は歯ブラシから」など、担当した小児患者さんの様子を観察し、カルテに記録します。次の

来院時には、前回にできていたことをほめ、前回よりも少しずつハードルを上げていきます。そうすると、たとえばお母さんのひざの上で泣かずに口を開けるようになり、うがいのときだけユニットに座れるようになり……と、だんだんステップアップしていきます。

また、子どもはほめてくれる人がたいてい好きなので、早く子どもとの信頼関係を築くことができるようになります。

後輩　「ほめるって、すごいことなんですね！」
青木　「そうなの。ほんの小さなことでもいいのよ」
後輩　「それで上手になってくれるのなら、どんどんほめたほうがいいですよね」
青木　「それ以外にも、とっておきの言葉がけがあるわよ」
後輩　「えっ！　なんですか？」
青木　「それはね、"ありがとう"と"びっくりした"」
後輩　「"ありがとう"、ですか？」

魔法の言葉 "ありがとう"

"ありがとう"は言うまでもなく、お礼の言葉ですが、当院では小児患者さんがいる時間には頻繁に使われる言葉です。「口を開けてくれてありがとう！」「動かないで座ってくれて助かる〜！　ありがとう！」といった具合です。どの小児患者さんも「わぁ！　ありがとう！」と声をかけると、たいていがんばって協力的になってくれるので不思議です。

他にも、びっくりすることも当院の歯科衛生士の役割です。「すごい！　上手にできてびっくり〜！」「えらいね〜！　ほら、先生もびっくりしてるよ！」。もちろん歯科医師も「本当！　びっくり〜！」と合わせてくれます。子どもは大人が驚いてくれることが大好きなので、"びっくり"もかなり効果的です。

後輩　「本当、"魔法の言葉"ですね」
青木　「"ありがとう"と"びっくりした"は、かなり幅広い年齢層で効果があるわよ。高校生でも"きれいに磨けていて、びっくり！"と言えば悪い気はしないでしょう？」
後輩　「そうですね！　言葉ひとつで大きな効果がありそうですね」
青木　「コストもかからないし、明日からすぐ実践できるわよ」
後輩　「それにしても先輩の診療室、なんだか賑やかそうですね！」
青木　「そうね。小児患者さんの時間は、あちこちのチェアーサイドで賑やかね」
後輩　「まさに"ほめ言葉のシャワー"ですね。今回はありがとうございました！」

3-5 Communication

子どもの患者さんにうまく対応するにはどうしたらよいですか？③
治療に慣れるトレーニング

後輩　「こんにちは！　今回もよろしくお願いします」
青木　「こんにちは！　保護者の対応、小児患者さんの対応に引き続き、今回は"小児患者さんへのトレーニング編"よ」
後輩　「トレーニング？」
青木　「そうよ。小さな子どもって歯医者さんが苦手でしょ？」
後輩　「たいていはそうですよね」
青木　「だから、歯医者さんに慣れてもらうためのトレーニングが必要なのよ」
後輩　「なるほど。今回もよろしくお願いします！」

❖　❖　❖

後輩　「たいていの子どもって、歯医者ギライだと思うのですが、自然に慣れることはないのですか？」
青木　「確かに回数を重ねれば慣れると思うんだけど、もっと積極的にこちらから働きかけると、もっと早く慣れてくれるでしょう。毎回毎回泣き叫ぶ子が慣れるまで延々と待っていたとしたらどうかしら？」
後輩　「いつまで経ってもできないですよね」
青木　「そこなのよ。円滑に診療を進めるためなの。大人の場合はあまり必要ないんだけど、小児歯科診療には必要なのよ」
後輩　「そうか！　そうですね」

積極的に働きかけましょう

子どもは、小さな大人ではありません。声かけや態度を優しくしたところで、成人の患者さんと同じように診療を進めるのは難しい場合が多いと思います。う蝕処置が必要ではなくても、定期的な健診、保健指導、予防処置など、スムーズな診療を行うために、積極的に小児患者さんに介入したほうが結局は効率的です。医院側、保護者側、小児患者さん当人にとってもそのほうが負担は軽くてすみます。

後輩　「小さな子どもが来院して嫌がられたりすると、どうしたらよいのかわからなくて、あきらめてしまう場合もありました」

青木　「小児歯科専門の医院や小児歯科専門医がいらっしゃる医院ならいざ知らず、一般開業医ではそういうことが多いでしょうね」

後輩　「慣れてもらうように積極的にトレーニングする必要があることはわかりましたが、具体的にどんなことをするのでしょうか？」

青木　「具体的には、①来院ごとのステップアップと②ベーシックなTSD法ね」

後輩　「ステップアップ？」

青木　「難しいことではないのよ。口を開いてくれたら合格、歯磨きさせてくれたら合格、というように、その子のできることからハードルを徐々に上げていくの」

後輩　「その子のできないことはどうするんですか？」

青木　「もちろん治療の必要がある場合は、そんな悠長なことはしていられないけれど、とくに緊急性がない場合は、保護者と相談して家庭でのケアを充実していただいたりしているわね」

後輩　「なるほど」

青木　「具体的にどうしているか、説明するわね」

トレーニング①　ステップアップ

来院した小児患者さんが怖がってユニットに座ってくれなかった、といった経験はないでしょうか。そのような場合は、ユニットに座ることよりも低いハードルを設定して提案してみます。たとえば、「お母さんのひざの上だったらいい？」、「立ったままだったらいい？」というようにです。

10年以上前、どうしても診療室に入れない小児患者さんがいました。「クリニックの外だったらいい」というその小児患者さんの言葉に、私の上司である倉治ななえ院長はトレー一式を持った歯科衛生士を従えて、エレベーターホールで簡単な健診をしたことがありました。その小児患者さんは、「次回はお部屋に入る」と約束し、次の来院時には見事に笑顔で入室できました。その後、ユニットに座れるようになり、泣かずにPMTCを受けられるようになっていったのです。

ステップアップはただ子どもの言うことを聞いてあげることではなく、必ず次の約束をすることが重要です。子どもは私たちが考えるより律儀で真面目ですので、たいていは約束を守ってくれます。幼児期は発達の個人差が激しく、しかも一様ではないので、子ども一人ひとりの特性に応じた目標を設定することも大切です。

青木　「ところで、TSD法って、覚えてる？」
後輩　「確か、学校で習いましたけど……」
青木　「そう、小児歯科の授業で教わったはずよ。TはTell、話す。SはShow、見せる。DはDo、やってみる」
後輩　「ああ！　思い出しました！」
青木　「最もスタンダードだけれど、これがやっぱりいちばん効果があるわね」

トレーニング②　TSD法

幼児は、理論的思考が未発達であるため、頭で考えたり、言葉や理屈による説明を聞くだけでは物事を理解できません。幼児教育の言葉では「経験の原理」といい、実際に手で触れたり、見たり、音を聞いたりすることで知識を獲得します。

ですから、TSD法はとても理にかなった方法といえます。幼児は興味のあることや面白いことにひかれて活動することが多いため、TSD法を用いるときには「見てごらん！　ほら！　面白いでしょう？」など、小児患者さんの興味をひくように、明るい雰囲気をつくりながら実施するのがコツです。これを「興味の原理」といいます。

当院の"TSD法"あれこれ

▼バキューム

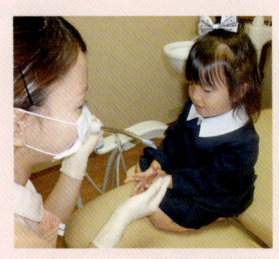

①「これが歯医者さんの掃除機だよ。お水を吸うんだよ」と、まず見せながら説明します。怖がりな子どもには音もここで聞かせましょう

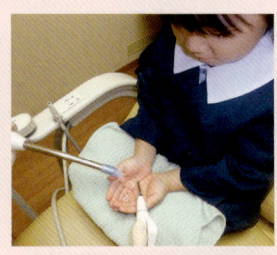

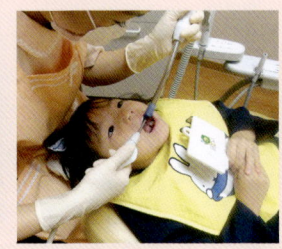

②手のひらでお皿を作り、シリンジで水を入れてバキュームで吸います。「ほら、こうやって吸い取るんだよ」

③バキュームチップを取り換え、口腔内で同じことをします。「上手だね！」

▼ハンドピースとラバーカップ

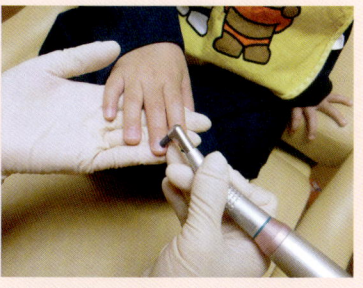

①低速回転で爪の上を軽く磨いてみせます。「ツルツルになるよ！」これでも怖がる子どもはお母さんの爪を借りてみせます

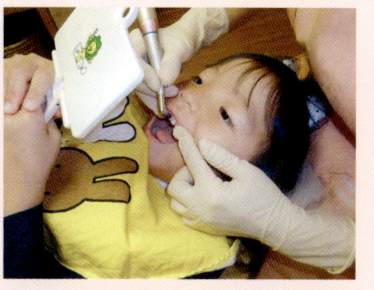

②ラバーカップを取り換え、いちばんやりやすい上顎前歯からトライ。鏡で見せるのがポイントです

▼ラバーダム

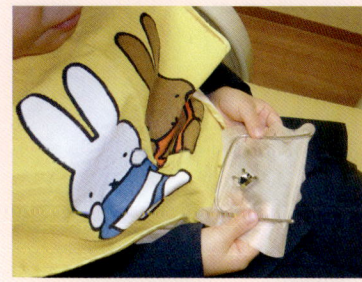

①手に持たせて触らせます。「歯医者さんのマスクだよ。洗濯バサミ（クランプ）が付いてるね」

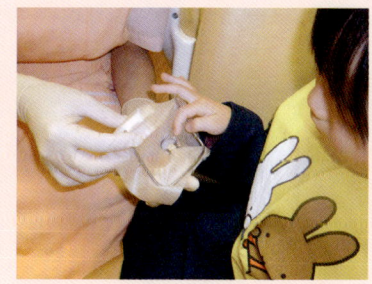

②顎模型に装着して見せます。「こうするとバイキンがお腹の中に逃げていかないよ」

後輩　「ただ説明して見せるだけでなく、楽しそうに行うほうがうまくいきそうですね」

青木　「そうよ。多少お遊びの要素を取り入れるとスムーズね」

後輩　「お遊びですか？」

青木　「子どもは"ごっこ遊び"が好きなので、以前"お家で歯医者さんごっこ"をお願いしたこともあったわ。妹が歯医者さんでお姉ちゃんが患者さんとか。ぬいぐるみが患者さんっていう子もいたわ」

後輩　「楽しそう。歯科医院の恐怖感が払拭されそうですね」

青木　「小さな患者さんが突然来院しても、身構えないでがんばってみて」

後輩　「はい！　そうですね！　今回もありがとうございました」

3-6 Communication

困った患者さんへの対応 ①
言いわけばかり言う患者さんに困っています

後輩　「こんにちは！　今回もよろしくお願いします！」
青木　「はい！　こちらこそ！　今回の悩みは、なあに？」
後輩　「患者さんとうまくコミュニケーションがとれないという相談が多いですけれど……」
青木　「コミュニケーション、とても幅が広い課題ね」
後輩　「たとえば、『言いわけが多い患者さんの対応に困っている』という悩みをよく聞きます」
青木　「確かに多いわね。では今回は『言いわけが多い患者さん』について考えてみましょう」

※　※　※

後輩　「先輩は、言いわけが多い患者さんに対して、どのように接しているのですか？」
青木　「あら！　ところであなた、急にそばかすが増えたんじゃない？」
後輩　「ええっ！　何ですか？　急に！」
青木　「お手入れはしていないの？」
後輩　「ええっと……、だって、友だちと海水浴に行ってしまったし、忙しくてお手入れする時間もないし、化粧品だって高いのを買えないし、このくらい別に……」
青木　「うんうん。そうよね、それじゃあ仕方がないわよね」
後輩　「……あっ！　もしかして私、言いわけをしていませんでしたか？」
青木　「していたわね。でもいま、言いわけをしているつもりでいたかしら？」
後輩　「いいえ！　そんなことありません！　そばかすのお手入れができない理由を述べていたつもりです……」
青木　「そうでしょう。言いわけをする患者さんだって、きっと同じ気持ちなのよ」

忙しい
・家に介護が必要な家族がいる
・孫が生まれ、娘の家に手伝いに行っている
・中学生と高校生の受験生がいる
・出張続きで家に仕事を持ち帰るほどだ

できない
・歯列不正が著しく、ブラッシングが本当に難しい
・ミュータンスレベルが高く、プラークの粘着性が強くて本当に落とせない
・極度に不器用で、ボタン付けもできないほどだ

遅刻が多い キャンセルが多い
・いつも同僚に気を遣いながら、仕事を抜け出して来院している
・仕事のシフトが直前まで決まらない
・自営業で抜け出すタイミングが一苦労だ

図❶　歯科治療に対する実際にあった患者さんのさまざまな"言いわけ"

患者さんの"言いわけ"を聞いてみましょう

患者さんが、「時間をかけてブラッシングしてくれない」、「TBIの染め出しをいつも拒否する」、「予約時間を守ってくれない」など、多くの歯科衛生士から相談をお受けしますし、私自身にもよく身に覚えのあることです。

そして、そんな患者さんの多くは、決まって「忙しくて」、「うっかり忘れてしまって」と"言いわけ"を口にするものです。つい「そんな言いわけばっかりしないで！」と思ってしまうところですが、ちょっと待ってください。一度、患者さんの"言いわけ"を"できない理由を述べている"と切り替えて聞いてみましょう。そこには患者さんの気持ちや考え、個々の事情、要望などが隠れていることがあります（図1）。

「傾聴」という言葉をご存じでしょうか。読んで字のごとく、耳を傾けて聴くということです。「傾聴」は、患者さんとのスムーズなコミュニケーションを築くために大切なテクニックのひとつといえます（図2）。

傾聴とは？ → 話を聞きながら、意見を言ったり評価、誘導をすることなく患者さんの気持ちを受け止める聴き方です。自分自身の考え方や先入観をなくして、相手の話に耳を傾けることで、患者さんの本質的な訴えを聞き出すことに役立ちます。

図❷　傾聴はコミュニケーション構築のための大切なテクニック

後輩　「患者さんの言いわけを傾聴する、ですか……」
青木　「そう。相手の身になって、とにかく聞いてみるのよ」
後輩　「そういえば、さっき私がそばかすのお手入れをできない言いわけをしていたときは、わかってもらおうと必死でした」
青木　「そうでしょう。患者さんだってわかってもらいたいのよ」
後輩　「そうですね」
青木　「ただし、患者さんの言いわけをダラダラ聞いているだけではいけないわね」
後輩　「それをどう解決したよいか、考えるのですね」
青木　「そのとおり。そして、患者さんと一緒に考えることが重要なの」

患者さんと一緒に考える

患者さんの言いわけを傾聴して、「そうなのですね」で終わってしまったら何にもなりません。

患者さんの"できない理由"を解決しなければいけないのですが、それには少しばかりコツがあります。それは「患者さんに共感すること」です。

たとえば、「子どもが小さくて、なかなか自分の歯磨きの時間がとれない」という患者さんに、「では子どもの面倒をみるのをやめてください」と言えますか？　言えませんね。そんなときは、自分をその患者さんに投影してみるのです。患者さんになったつもりで感情移入してみましょう。きっと「ああ、忙しくって時間がない……」と思えるかもしれません。

患者さんと同じ気持ちになってから、患者さんと一緒に「では、どうすればよいのだろう」と考えましょう。「夜のブラッシングが望ましいのですが、お子様が幼稚園に行っている間にお時間はございますか？」、「短時間で磨ける電動歯ブラシをお試しになりますか？」などの提案が浮かんでくることでしょう。

後輩　「やっぱり自分の状況をわかってもらえたらうれしいですよね」
青木　「でも、わかってあげるだけじゃ解決にならないでしょう？」
後輩　「一緒に解決してくれるっていう姿勢も、信頼しようっていう気になりますよね」
青木　「そう思ってもらえたら、こちらもうれしいわね」
後輩　「はい、そうですね」
青木　「メインテナンスの患者さんとは、長いお付き合いになるのだもの」

> ### メインテナンスの目的は何か
>
> 　患者さんが思うように協力してくれないとき、なんとかこちらの要望を聞いていただこうと一生懸命になってしまうことがあります。そんなときは、目の前にある問題よりも少し広い目でメインテナンスの目的を考えてみましょう。
>
> 　それは「**う蝕から歯を守るため**」、「**歯周病で歯を失うことを防ぐため**」です。もちろん良好なプラークコントロールは重要ですが、「時間をかけてブラッシングする」ことが優先事項とは限りません。患者さんが思うようにブラッシングできなければ、PMTCで磨きやすい歯面にリセットする、フッ化物応用を充実させる、リコール間隔を短めに設定するなど、メインテナンスの目的を維持するための手段はいろいろあるものです。
>
> 　かかりつけ歯科医院をもたない人がまだいるなか、あなたの担当患者さんは、あなたのメインテナンスを受けるためにあなたの医院に足を運んでいるのです。言いわけは患者さんの情報の宝庫。上手にコミュニケーションをとり、メインテナンスの目的を見失うことなく、患者さんとともに歩みましょう。

青木　「メインテナンスの目的さえ見失わなければ、柔軟な対応をしても大丈夫よ」
後輩　「そうですね」
青木　「言いわけばかりする患者さんでも、歯を失いたくないから来院しているのよ」
後輩　「指導を聞いてもらいたい気持ちばかりが先走っていました」
青木　「メインテナンスはゴールのないマラソンをしているようなものなの。歯科衛生士はその伴走者よ」
後輩　「患者さんの言いわけをよく聞いて、伴走者として何ができるかを考えるのですね」
青木　「そのとおりだと思うわ」
後輩　「明日から、いままでと違う気持ちで患者さんの言いわけに耳を傾けられそうです。今回もありがとうございました」

3-7 Communication

困った患者さんへの対応❷
言うことを聞いてくれない患者さんに困っています

後輩 「先輩、こんにちは。今回もよろしくお願いします！」
青木 「はい！　こちらこそよろしくね！」
後輩 「前回は"言いわけばかりする患者さん"がテーマでしたが、"患者さんがそもそも言うことを聞いてくれない"という相談もとても多いんですよ」
青木 「あら、とっても難しいテーマね」
後輩 「実際に私も、悩んでいますもの」
青木 「そうなの。では今回は『言うことを聞いてくれない患者さん』について考えてみましょう」

　　　　　　❖　❖　❖

青木 「ところで、どうして『言うことを聞いてくれない』って感じるのかしらね」
後輩 「えっ？　それは、たとえば『磨いてください』って言っても、実際に磨いてくれないから、そう思うのではないのですか？」
青木 「そうね。そこが今回のポイントかもしれないわね」

「言うことを聞いてくれない」って、なんだろう？

日常臨床のなかでのブラッシング指導、禁煙指導、食生活指導などは、文字どおり「指導」が主な業務ですから、どうしても「歯を磨いてください」「お菓子は決まった時間に食べてください」といったアプローチになってしまいます。それに対して、こちらの思いどおりに患者さんが応えてくれないと「言うことを聞いてくれない」と感じてしまうのでしょう。

しかし「言うことを聞いてくれない」という感情は、歯科衛生士側、医療側の立場からの意見です。では、患者さん側の気持ちや考えは、一体どこにあるのでしょうか。信頼関係がしっかりできあがっていて、「○○してみてくださいね！」「はい、やってみます！」といったように患者さんとやりとりがうまくいく場合はよいと思いますが、応えてくれないと感じる患者さんがいたとしたら、まずはそこを見直す必要があります。

後輩　「つまり、『○○してください』と言うだけでは、患者さんは動かないということですね」
青木　「そのとおりよ。アプローチの方法を変えなければ、先に進めないわね」
後輩　「患者さんが動いてくれるアプローチの方法ですね」
青木　「そうそう。患者さんが自ら行動を起こしてくれるようなアプローチを考えるのよ」
後輩　「難しいですね」
青木　「確実に言えることは、自ら気づきがあったときに人は行動を変えるということよ」
後輩　「あっ！　わかった！　『気づき』を与えるアプローチをしてみてはどうか？　っていうことですね!?」
青木　「そう、ご名答！」

命令で人は動かない

　人が行動を変えるには「おのれの気づき」、これ以外に方法はありません。自分が効果を実感したり、痛い目にあったりして「そうだったのか！」と気づいたときに、人はいままでの行動を変えようとするものです。
　ですから、歯を磨かない患者さんに、「磨いてください」と言うだけでは、歯を磨く行動に移っていただけないのは当然のことといえます。"こう言えば気づいてもらえる"という決定打はありませんが、「1ヵ所でもいいから歯肉の変化を実感してもらう」「術者磨きでブラシ圧を実感してもらう」など、患者さんが自ら気づく指導を考えてみましょう。
　じっくり説明することで、「そうだったのか！」と気づいていただける場合もたくさんあると思います（図1、2）。

図❶ 当院の食生活チェック用紙。患者が自分でレコーディングすることで気づきを促す

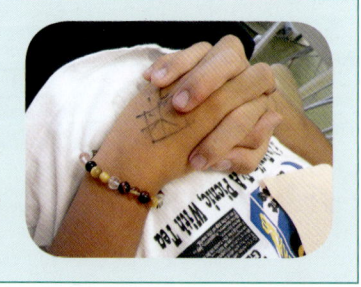

図❷ キャンセル癖のある高校生のエピソード

後輩　「なるほどー！　確かに、私自身も経験があります」

青木　「そうでしょう。人を動かすものは『おのれの気づき』。それがモチベーションに繋がるのよ」

後輩　「患者さんが『言うことを聞いてくれない』と嘆く前に、気づきに働きかけたほうが、よほど近道なのですね」

青木　「私の勤務するクリニックの歯科衛生士が、参考になりそうな事例を報告してくれたので、ご紹介しましょうか（**図3**）」

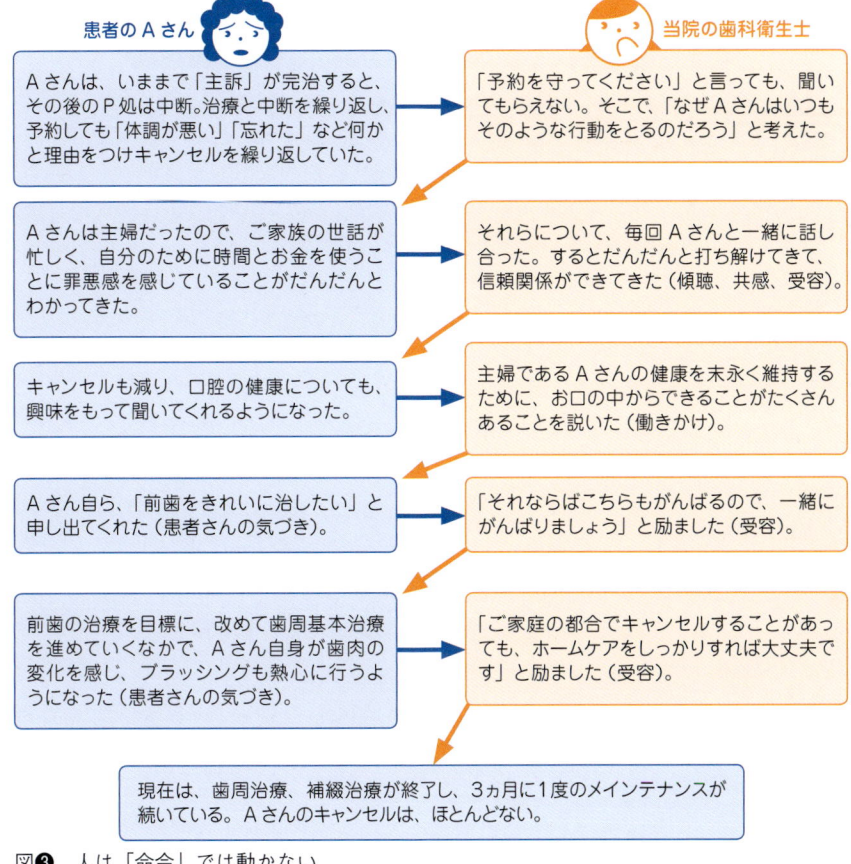

図❸ 人は「命令」では動かない

患者のAさん

- Aさんは、いままで「主訴」が完治すると、その後のP処は中断。治療と中断を繰り返し、予約しても「体調が悪い」「忘れた」など何かと理由をつけキャンセルを繰り返していた。
- Aさんは主婦だったので、ご家族の世話が忙しく、自分のために時間とお金を使うことに罪悪感を感じていることがだんだんとわかってきた。
- キャンセルも減り、口腔の健康についても、興味をもって聞いてくれるようになった。
- Aさん自ら、「前歯をきれいに治したい」と申し出てくれた（患者さんの気づき）。
- 前歯の治療を目標に、改めて歯周基本治療を進めていくなかで、Aさん自身が歯肉の変化を感じ、ブラッシングも熱心に行うようになった（患者さんの気づき）。
- 現在は、歯周治療、補綴治療が終了し、3ヵ月に1度のメインテナンスが続いている。Aさんのキャンセルは、ほとんどない。

当院の歯科衛生士

- 「予約を守ってください」と言っても、聞いてもらえない。そこで、「なぜAさんはいつもそのような行動をとるのだろう」と考えた。
- それらについて、毎回Aさんと一緒に話し合った。するとだんだんと打ち解けてきて、信頼関係ができてきた（傾聴、共感、受容）。
- 主婦であるAさんの健康を末永く維持するために、お口の中からできることがたくさんあることを説いた（働きかけ）。
- 「それならばこちらもがんばるので、一緒にがんばりましょう」と励ました（受容）。
- 「ご家庭の都合でキャンセルすることがあっても、ホームケアをしっかりすれば大丈夫です」と励ました（受容）。

青木　「この事例のポイントは、まず患者さんと信頼関係を構築して、それから働きかけを行い、患者さんに気づいてもらって、患者さんに自己決定を促したことよ」

後輩　「本当ですね。『○○してください』では、患者さんは動かなかったのに……」

青木　「『○○してください』に応えてくれない、いわゆる『言うことを聞いてくれない患者さん』には、『患者さん自らの気づき』にターゲットを絞り、歩み寄ってみたらどうかしら」

後輩　「難しそうだけど、やってみます！」

青木　「きっとうまくいくわよ。がんばって！」

後輩　「はい！　今回もありがとうございました！」

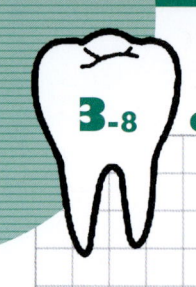

3-8 Communication

困った患者さんへの対応 ❸
患者さんと意見が対立したときに

後輩　「先輩、こんにちは！」
青木　「こんにちは。今回もよろしくね！」
後輩　「前回、前々回と『困った患者さんへの対応』でしたが……」
青木　「どう？　ちょっと難しかったかしら？」
後輩　「そうですね。いざ患者さんと向き合うと、なかなか思うようにいかなくて……」
青木　「わかるわ。私たちにもそのための練習が必要なのよね」
後輩　「練習、ですか？」
青木　「そうよ、患者さんと向かい合うための練習。今回はそのお話をしましょうか」

❖　❖　❖

青木　「まずは、前回までの２つのお話をおさらいしましょう」
後輩　「ええっと、『言いわけが多い患者さん』『言うことを聞いてくれない患者さん』でした」
青木　「そうね。２つの事例に共通する『歯科衛生士側と患者さん側の意見にギャップがある』ということはわかるかしら？」
後輩　「はい。たとえば、歯科衛生士側は歯磨きしてほしいのに『時間がないから』と言いわけされてしまう。そして、磨いてくれないと、『言うことを聞いてくれない』と感じてしまうのですよね？」
青木　「そうよ。つまり両者の意見はそこで対立しているということなの」
後輩　「対立ですか……」
青木　「そう。患者さんと意見が対立してしまったとき、ぜひやってみてもらいたいテクニックがあるので紹介するわね」
後輩　「はい！　それはぜひ知りたいです！」
青木　「それはね、"ノーマライズ技法"っていうのよ」

患者さんと意見が対立したときに

日常生活においても、他人と考えが異なり、意見が合わないのはよくあることです。一人ひとり違う人間なのですから、考えや思いが違うのは当然のことといえます。そこで「"相手の考えを辿っていくと相手の出した答えは当然である"ことを理解する、ノーマライズ技法」を紹介したいと思います。ノーマライズ技法は、患者さんとのコミュニケーションを円滑に進める医療心理学上の技術です。

たとえば身近な事例、「歯石を取るのは嫌だ」にスポットを当ててみましょう（**会話例①&②参照**）。スケーリングを拒否する患者さんには、患者さんなりの意見や理由があります。その患者さんの考えを辿っていくと、「嫌だ」という理由は患者さんにとっては正しい（ノーマル）のです。それを認めることで、円滑なコミュニケーションを図ろうというのが目的です。

「歯石を取るのは嫌だ」という患者さんとのやりとり

患者のAさん　　歯科衛生士

会話例①　ノーマライズ技法を使わない歯科衛生士

- 🧑‍⚕️ Aさん、今日は歯石を取りますね。
- 👩 あのう、今日は歯石を取りたくないんですけど……。
  〔DHと意見が対立する部分〕
- 🧑‍⚕️ そうなのですか。でも歯石を取らないと治らないのですが。
- 👩 あんまり気が進まないんです。
- 🧑‍⚕️ でも今日はその予定で準備もしていますし、歯周病は歯石を取らないと治らないんですよ。
- 👩 …………。
- 🧑‍⚕️ わかりました。今日はもうやめておきましょう。

会話例②　ノーマライズ技法を使った歯科衛生士

- Ａさん、今日は歯石を取りますね。
- あのう、今日は歯石を取りたくないんですけど……。
  〔DHと意見が対立する部分〕
- そうなのですか。でも歯石を取らないと治らないのですが。
- あんまり気が進まないんです。
- どうして歯石を取りたくないとお考えなのですか？
- 友人が歯石を取ったら、急に歯がしみると言っていたものですから……。
- お友だちから、歯石を取ることで歯がしみるとお聞きになったのですね。
- ええ、それに痛かったとも言っていて……。
- それでＡさんは歯石を取るのが嫌なのですね。お友だちから聞いてそう思うのは、当然のことですよね（あなたの結論は正しい、ノーマルだ）。
  〔ノーマライズ技法部分〕
- 歯石を取ると本当にしみるのでしょうか？
- 歯の根の部分が露出してしまうと、場合によってはしみることもありますが、Ａさんの場合はそこまで露出しませんし、もしも症状が出たら、すぐに先生に報告して適切に対処させていただきますよ。
- そうですか。私、痛がりですから……。
- ご不安なのですね。処置中にもしも痛みがあったらすぐに止めますので、遠慮せずおっしゃってくださいね。
- じゃあ勇気を出して、お願いしようかな！
- はい。がんばってご一緒に治していきましょうね。

後輩　「なるほどー！　確かにノーマライズ技法を使った歯科衛生士のほうが、コミュニケーションがスムーズですね」

青木　「これをね、ぜひ練習してもらいたいの。読むだけで理解したつもりになるのだけれど、実際に身をもって体験してもらいたいのよ」

後輩　「どうするのですか？」

青木　「『ロールプレイング』よ」

後輩　「『ロールプレイング』！　なんだかゲームみたい」

青木　「ロールプレイング・ゲームね。役割を与えられ、その役になりきって物語を進めていくという点では同じよ」

後輩　「ということは、その役になって練習するのですね」

青木　「そうよ。恥ずかしがらず、その役になりきってもらいたいの」

> ### ノーマライズ技法を
> ### ロールプレイングで練習しましょう
>
> 　「ロールプレイング」とは役割演技法とも呼ばれ、役割を交代しながらさまざまな場面を演じることで、相手の気持ちを思いやったり、自分自身も反省したりできるものです。
> 　ロールプレイングを実践するにはいくつかの条件があります。<u>積極的に参加し、その役になりきること。必ずその人の本名で呼び掛けること。役割を交代すること。最後に全員でディスカッションすることです。</u>
> 　当院では10年以上前から、いろいろなシーンを想定し、ロールプレイングによるノーマライズ技法の訓練を行っています。参加したスタッフからは、「言葉ひとつでこんなに傷つくとは思わなかった」「意見を受け入れてもらうだけで信頼できると感じた」などの感想が毎年続出します。
> 　経験にまさる教科書はありません。身をもって体験することが意識を変えるといえます。

青木　「実際に、その立場になりきることが大切なのよ」

後輩　「はい、ちょっとやってみたいです！」

青木　「ノーマライズ技法はね、ただ患者さんの言うことを『はいはい』と聞いてあげるということではないの。患者さんの気持ちを受け入れることによって、患者さんとのコミュニケーションをスムーズにするための技術なのよ」

後輩　「よくわかりました」

青木　「言いわけをする患者さんには『言いわけを聞いて一緒に考えよう』、言うことを聞いてくれない患者さんには『自身に気づいてもらうことから』とアドバイスをしたけど、それはすべてノーマライズ技法を使ってみると、うまく繋ぐことができると思うわ」

後輩　「そのためには、やっぱり練習ですね」

青木　「そうよ。やっぱり最終的には患者さんに私たちの意見を受け入れていただいて、口腔内を健康にしてもらいたいのだもの。そのためにはコミュニケーションの技術を上げなくちゃ！」

後輩　「コミュニケーションって、本当に奥が深いものですね。今回もありがとうございました」

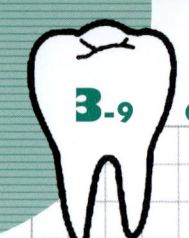

3-9 Communication

妊婦さんへの歯科健診、うまく説明できずに困っています

青木 「こんにちは！ 今回もよろしくね」
後輩 「はい、よろしくお願いします！ 青木先輩へのいろいろな質問が編集部に寄せられているようです」
青木 「あら、うれしいわ！」
後輩 「妊娠中の患者さんへの対応に関する質問が寄せられていますが、どうでしょうか」
青木 「もちろんいいわよ！ では今回もがんばりましょうね」

❖　❖　❖

後輩 「妊婦さんが来院されたら、親切に対応したいと思うのですが、実際はどうすればよいのか、わかりません……」
青木 「そうね。それから初診じゃなくても、通院中の患者さんが妊娠されるっていうこともあるわよね」
後輩 「あっ！ そうですね！」
青木 「多くの歯科医院、歯科衛生士が妊婦さんとご縁があると思ったほうがいいかもしれないわね」
後輩 「わぁー、それはがんばらなくちゃ！」

妊婦さんが来院されたら、女性の患者さんが妊娠されたら

　妊婦は病人ではありませんが、妊娠中は身体的、精神的にも不安定であり、特別な配慮が必要です。また、妊婦自身も歯科通院に対して不安を抱えていることでしょう。より安全で安心な歯科医療を提供するために、歯科衛生士としてできるサポートをここで考えましょう。

①まず、口腔の変化をお伝えしましょう

　妊娠中は歯科疾患のリスクが高まる時期です。体調の変化によるセルフケアの低下、食べ物の好みや飲食回数の変化に加え、唾液の分泌量の減少により口腔内環境が悪

くなります。う蝕になりやすい時期といえますので予防管理の提案をしましょう。

また、歯肉炎も多発します。中等度以上に進行した歯周病をもつ妊婦は、そうでない妊婦より低体重児を出産するリスクや早産となるリスクが高いことが報告されています。わかりやすい媒体や資料を用意しておくのもよいと思います。

②「母子健康手帳」を持参していただきましょう

長い歴史をもつ「母子健康手帳」が10年ぶりに改訂され、すでに平成24年4月1日から届け出に来られた妊婦に配布されています。今回の改訂では、歯科に関する記載がわかりやすい表現と説明に改善されました（図1）。

「要治療のむし歯」が、なし・あり（○本）と治療が必要なう蝕の本数がひと目でわかるように工夫され、治療への行動に結びつきやすくなっています。また、これまではなかった「新たに歯周病と早産の関係」が表記されたのも大きな特徴といえます。これをもとに保健指導に繋げるのもよいでしょう。

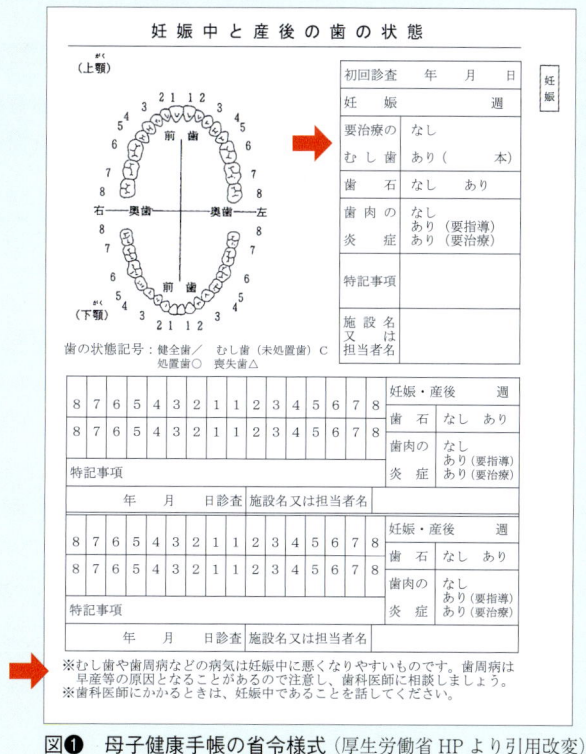

図❶　母子健康手帳の省令様式（厚生労働省HPより引用改変）

青木　「妊娠中の口腔内の変化は、必ずお伝えしたい重要なポイントね」
後輩　「それに、妊婦さんにとって口腔の健康に関心をもっていただくよい機会ですね」
青木　「そう、そのとおりよ！」

後輩　「でも、明日急に実際に妊娠されている患者さんを担当することになったら……」
青木　「十分にあり得ることだから、勉強しておきましょうね」

口腔ケアの支援

先に述べたとおり、妊娠中は歯科疾患のリスクが高まる時期ですので、適切なプラークコントロールが不可欠です。セルフケア、プロフェッショナルケアともに習慣づけていただきたいと考えています。TBIもPMTCも基本的には一般の成人患者さんと同じですが、妊婦に対しての配慮は、ブラッシングを困難にするつわり、施術時のユニットの角度などです。

① TBI

ポイントは、つわりがあるときに歯ブラシを口に入れられない、歯磨剤を受け付けないことがある、の2点です。歯ブラシはヘッドが小さめのものを選択するか、ワンタフトブラシを大いに活用します。う蝕予防に欠かせないフッ化物配合歯磨剤も、妊娠前は大丈夫だったが使えなくなったという妊婦さんも多いものです。つわりが辛い時期は一時のことですので、無理強いをせず安定期まで使用を見合わせるか、低発泡低香味のものをお勧めするとよいでしょう。

② PMTC

思うようにセルフケアができない妊婦に対しては、PMTCが効果的です。ブラッシングができていないことを責めず、優しい気持ちで行いましょう。つわりがあるときにはこまめにうがいをしていただきながら、お腹が大きくなったら妊婦さんの楽な姿勢をお聞きしてユニットを調整したり、長時間のチェアータイムを避けるようにしましょう。

妊婦さんへのお勧め歯ブラシ

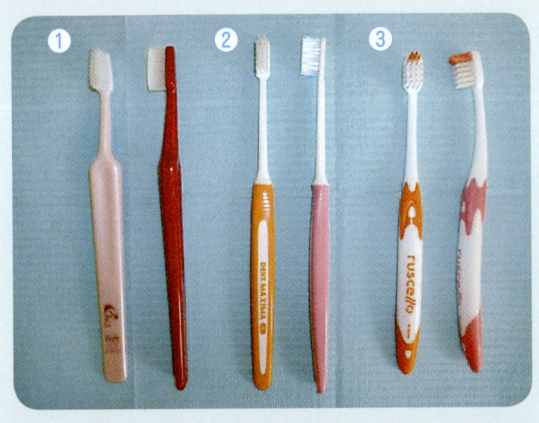

① TePe 歯ブラシ（エルバ）
② DENT. MAXIMA（ライオン歯科材）
③ ルシェロ歯ブラシ［ピセラ］（ジーシー）

後輩 「TBIもPMTCも、考え方は成人の患者さんと基本は同じと考えてよいのですね」

青木 「そうよ。ただ、身体的にも精神的にも特別な時期だから、十分な配慮が必要ということ」

後輩 「本当ですね！ ところで、妊娠中は歯周病にも気をつけなくてはいけないのですね」

青木 「そのとおりよ。すべての妊婦さんで気をつけていただきたいわ」

妊娠中の歯周治療

先に述べたとおり、歯周疾患は早産、低体重児出産に関連しますので、妊婦に対しては適切な歯周治療が不可欠と考えています。妊娠2～8ヵ月にみられる歯肉炎は、炎症が強く浮腫性で出血しやすいのですが、これらは適切なプラークコントロールで改善します。

中等度以上の歯周疾患が認められた場合、必要に応じて浸潤麻酔下でのSRPを実施します。

妊娠中期においては一般的な歯科治療が可能とされていますので、歯科医師から妊婦への十分な説明のもと実施しましょう（図2）。

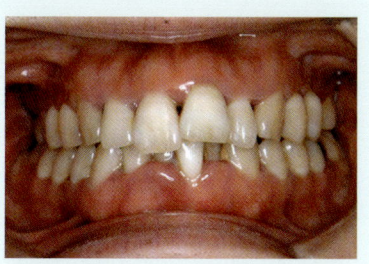

図❷a 妊娠17週、歯周基本治療術前。多量の歯肉縁下歯石の沈着を認める

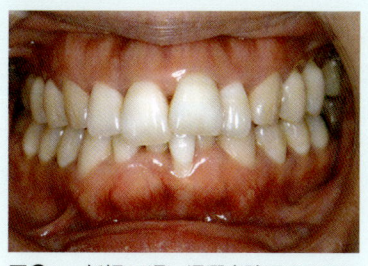

図❷b 妊娠24週。浸潤麻酔下でのSRP実施。歯周基本治療終了

後輩 「歯周治療ができるのですね」

青木 「そうよ。私たち歯科衛生士が妊婦さんを歯周病原細菌から守るのよ」

後輩 「元気な赤ちゃんを産んでいただきたいですものね！」

青木 「早産のリスクももちろんだけど、腫れや痛みによる食事や睡眠の妨げ、痛みを我慢するストレスから、妊婦さんを解放するのも必要よ」

後輩 「そのためには十分な知識が必要ですね」

青木 「それと妊婦さんへの気遣いね！」

後輩 「はい！ 今回もありがとうございました」

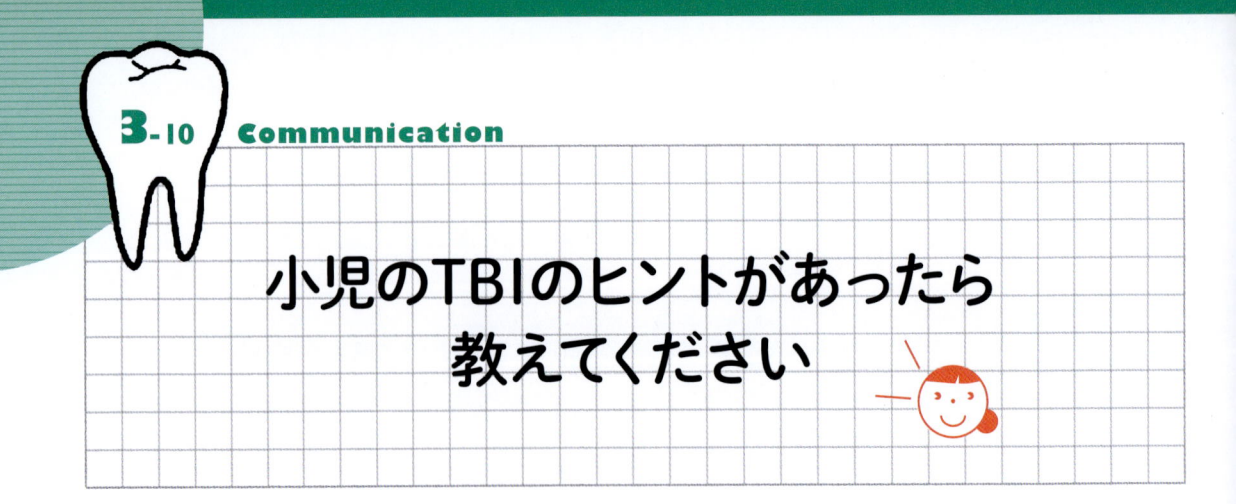

3-10 Communication

小児のTBIのヒントがあったら教えてください

後輩　「こんにちは！　今回もよろしくお願いします」
青木　「はい、こちらこそ！」
後輩　「さて、今回の質問は小児のTBIについてです」
青木　「小児の相談はとても多いわね」
後輩　「そうなんですよね。小児といっても、どのくらいの年齢のTBIが難しいのでしょうか？」
青木　「そうね、かなり幅が広いので、今回は学童期で考えてみましょうか」
後輩　「はい、よろしくお願いします！」

　　　　　　　　❖　❖　❖

後輩　「学童期は、6歳から12歳の小学生くらいと考えてよいですか？」
青木　「そうね。小学生は、乳歯から永久歯に生えかわる大切な時期よね。そして、ひとくくりに小学生といっても、低学年と高学年では心身の発達に大きな差があるのよ」
後輩　「同じ学年でも個人で差がありますよね。だから、小学生のTBIは難しく感じてしまうのかもしれません」
青木　「そうよね。そう感じないためにも今回は、私が小学生と接するときに気をつけている"3つのポイント"をお話ししましょう」

---

point ❶　時間をかけない

学童期は乳幼児と違い、言葉によるコミュニケーションを図ることができるようになる時期です。しかし、ダラダラと長く話を続けるのは禁物です。子どもは集中できる時間が短いので、低学年であればなおさら気をつけなければいけません。

理解力やテクニックは、学年や個人で異なりますが、その子どもに指導したいポイントを一つだけ、短時間で集中して指導するのがコツです。

　また、子どもは日によって気分に波があるものです。前回は落ち着いて話を聞いてくれたから大丈夫だと思っても、今回も同じとは限らないので、"今日は落ち着きがないな"と思ったら、「この歯1本をひとりできれいに磨くことができたら、今日は終わりにしようか！　がんばろう！」と早めに切り上げることもあります（図1）。

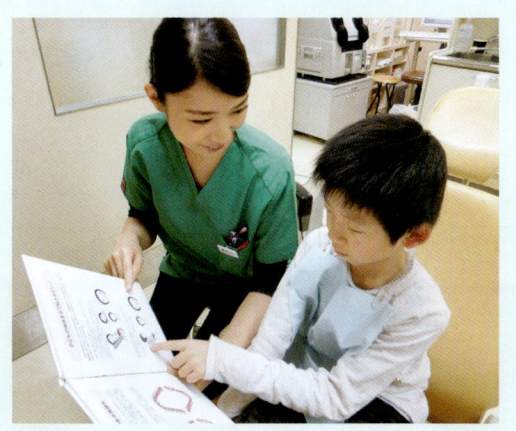

図❶　一人ひとりに合わせて、伝えたいことは簡潔にわかりやすく

後輩　「なるほど。子どもって集中できる時間が短いのですね」

青木　「低年齢であればあるほどそうだけど、高学年といっても、年齢は12歳まで。まだまだ大人ではないでしょう？」

後輩　「低学年と比較すると、お兄さん・お姉さんに見えますけどね」

青木　「"5年生はこうあるべき"、"6年生だからできるはず"と先入観で判断しないほうがいいわよ」

後輩　「はい。あくまでも"個別対応"ですね？」

青木　「そうそう」

後輩　「個別対応といえば、その子どもに合った指導ポイントをみつけるのが難しいですね」

青木　「そうかしら？　口腔内で"改善できたらいいな"と思うことを一つ挙げてみて。それが指導ポイントなのよ」

3-10　小児のTBIのヒントがあったら教えてください　133

point❷ ポイントを絞る

ポイント①の"時間をかけない"という点でも、伝える情報をできるだけ少なくすることが大切です。プラークの付着状況、生えかわりの様子のほか、食生活、生活習慣などを参考に、その子どもの口腔内で改善すべき優先順位を一つに絞り、それをその日の指導ポイントにします。

たとえば、第一大臼歯が萌出してきた子どもには、"新しい大人の歯がどこにあるのか確認し、歯ブラシを当てて動かしてみる"だけが、その日の指導ポイントでも構わないと思いますし、おやつの摂り方に問題があれば、食生活チェックも指導ポイントの一つだと考えています。

必要に応じて、ワンタフトブラシやデンタルフロスなどの補助清掃用具の指導もしますが、私は「今日は、糸を使ってきれいにする練習をしようね」と、その1点だけでその日は終了する場合が多いです。

"実行できそうなことを一つだけ"、これがポイント指導のコツです（図2）。

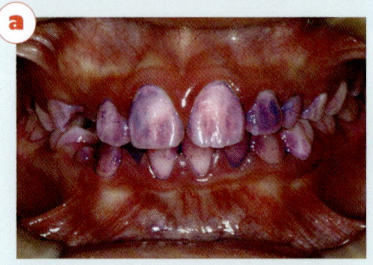

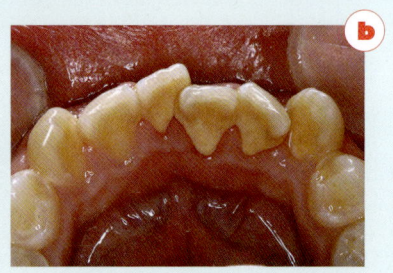

図❷　a、bともに小学校高学年の子どもです。aはほとんど歯ブラシが当たっていませんし、bは下顎舌側に歯石がベッタリです。指導したいことは山ほどありますが、指導項目は一つに絞ります。さあ、何をいちばん伝えてあげたいですか？

後輩　「"改善できたらいいなと思うところ"が指導ポイントなんですね。そう考えると、私もみつけられると思います」

青木　「そうよ。なかでも優先度が高いところをみつけてね」

後輩　「はい。でも、口腔内にいろいろな問題があって、改善すべき点がたくさんある場合はどうしたらよいですか？　また、全然磨けていない子どもに対しても、ポイントのみの指導で間に合うでしょうか？」

青木　「私はそれでよいと思うわ。基本は、"子どもが集中できるだけの短い時間で、実行できそうなポイントを一つだけ"だから。でもね、私は、それを何度も繰り返す必要があると思うのよ」

後輩　「1回だけでは終わらないということですか？」

青木　「そう。定期健診で来院するたびに繰り返し指導するのよ」

> point❸ 「1回かぎりのTBI」と考えない

子どもたちの「かかりつけ歯科医院」としての役割は、生涯を通じてその子どもが健康な口腔を維持できるようにサポートすることです。

小学生の時期は、手指の機能も理解力も発達途上にあります。"器用さ"も個々の児童間では大きな差があるので、その子どもに合わせた指導が必要です。"1年生のときはきれいに磨けなかったけど、2年生になったら少し上手になった""5年生でデンタルフロスを自分でできるようになった"など、成長とともにTBIの内容も変化してくることでしょう。

どの子どもの歯も、ピカピカのプラークフリーが理想ではありますが、必ずしもそれがゴールではありません。小児のTBIは長期戦と考えて、じっくり子どもたちと向き合いましょう（図3）。

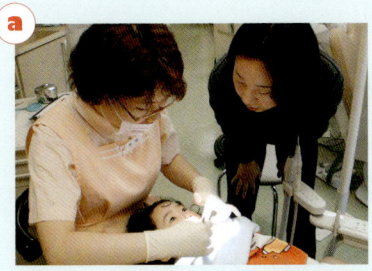

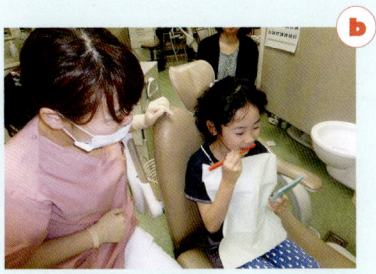

図❸ a、bともに同じ子どもです。aは3歳のころで、お母さんに仕上げ磨きを指導しているところ。bは8歳で歯肉炎になりやすい部位のTBIを本人が受けているところです。健診のたびにTBIをしていますので、彼女のTBIはこれからも続きます

後輩　「確かに、1年生と6年生にまったく同じTBIっていうことはないですよね」

青木　「そうでしょう？」

後輩　「小児のTBIは、難しいと思っていて身構えていたんですけど、明日からなんとかできそうな気がしてきました」

青木　「いろいろな年齢の子ども、男の子、女の子、おとなしい子、ちょっと生意気な子。歯科医院に来る子どもは千差万別だけど、たくさんの子どものTBIができるようになるといいわね」

後輩　「そうですね。たくさん経験が積めるとよいと思います」

青木　「成人のTBIも同じだけど、TBIに100点満点の正解なんてないと思うわ。自信をもって子どもと接してみてね」

後輩　「はい、がんばります！　今回もありがとうございました」

【第3章 参考文献】

1）倉治ななえ：患者さまが集まるポイント90～はやるクリニックをつくるイメージアップ大作戦～．日本医療企画，東京，2001．
2）倉治ななえ：子育て歯科．デンタルフォーラム社，東京，1998．
3）関口はつ江，手島信雅，他：保育原理―実践的幼児教育論 第3版，建泉社，東京，2005．
4）山田隆文：でんたるこみゅにけーしょん～歯科医療面接総論～．学建書院，東京，2007．
5）倉治ななえ，田村文誉（監修）：マタニティ歯科外来～命を育む女性の口腔保健のために～．わかば出版，東京，2012．
6）特定非営利活動法人日本歯周病学会（編）：歯周病の検査・診断・治療計画の指針2008．医歯薬出版，東京，2009．

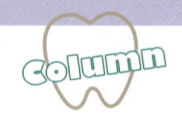

column 私と患者さん②

　ご夫婦とも私が担当している患者さんがいます。「僕はいつも褒められるから」「あら、私のほうこそ！」と仲のよい、ともに70歳のご夫妻です。長く担当させていただいていますが、ご主人の口腔内に異変を感じていました。"ここ数回、コントロールが悪いな。以前はピカピカだったのに"。謎はほどなくして解けました。奥様から電話があったのです。「主人が実は認知症と診断されたの」。"そうか、そうだったんだ"。「本人は認知症とわかっていない。デイサービスもボランティアだと嘘をついて行かせている。だから青木さん、お願いします」

　私はホームケアのフォローに重点をおいたケアに切り替え、リコール期間を見直しました。一人で来院するご主人に、いまは来院前後に電話で奥様と打ち合わせをしながら見守っていますが、いずれ奥様に付き添われていらっしゃるでしょう。そして近い将来は通院が困難になり、在宅でのケアになるかもしれません。シームレスにケアを提供できるよう、私は地域連携の準備を始めなければと心に誓うのでした。

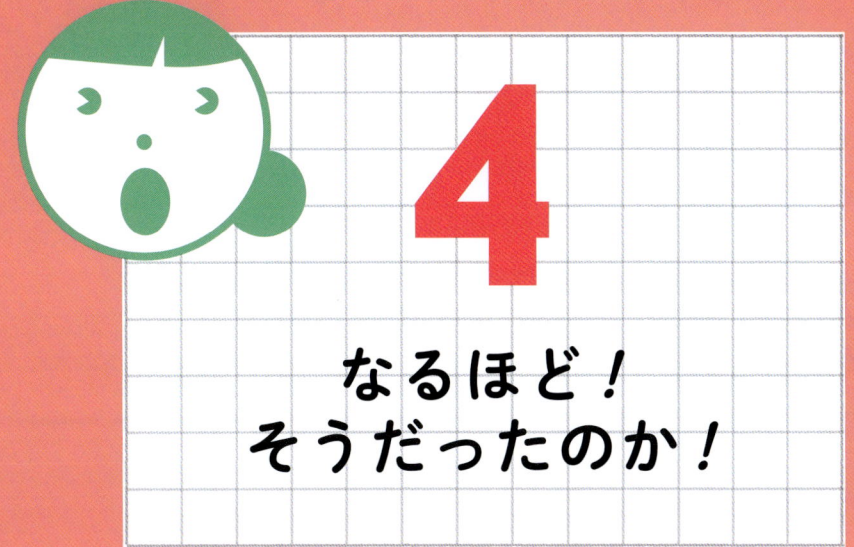

Clinical Hint

4

なるほど！
そうだったのか！

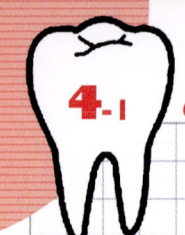

4-1 Clinical Hint

アポイント時間内に
メインテナンスが終わりません。
どうしたらよいですか？

後輩　「先輩、こんにちは……」
青木　「こんにちは！　あら、なんだか今日は疲れてる？」
後輩　「わかりますか〜？　今日はアポイントが伸び伸びになってしまって……」
青木　「アポイントが伸び伸びって、どういうこと？」
後輩　「アポイント時間内に終わらないから伸びてしまって。それで結局、次の患者さんもお待たせして……」
青木　「あら、それって予約制の意味がないじゃない？」
後輩　「はぁ、それはそうなんですけど……」
青木　「では、今回は時間の使い方について、考えてみましょうか」

❖　❖　❖

青木　「歯科医師の診療については、治療内容が予定の範囲を超えることもあるし、緊急の場合もあるので、アポイントどおりに進まないこともあると思うのね。でも歯科衛生士のアポイントは、コントロールしやすいと思うわよ」
後輩　「う蝕予防や歯周治療、メインテナンスのために歯科衛生士がとるアポイントについてですね」
青木　「もちろん、不測の事態がゼロではないけれど、最初から実施する内容がわかっていれば、タイムスケジュールも組みやすいでしょう？」
後輩　「タイムスケジュール？」
青木　「そう。たとえば患者さん1人あたり30分というアポイントだったら、実際にメインテナンスに費やす時間は何分？」
後輩　「ええっと、30分じゃないんですか？」
青木　「あら！　それでは時間が超過してしまうわ！」
後輩　「あっ、そうか……」
青木　「30分後には、次の患者さんをお迎えしなければいけないものね」

アポイント時間内のスケジュールを考えてみましょう

たとえば、30分のアポイントで考えてみましょう。患者さんをユニットにご案内し、エプロンをかけてコップとバキュームを設置します。そして、聞き取りなどを行い、必要があればメモしていきます。ここまでで少なくとも3〜5分は経過します。

そして、メインテナンスが終了し、患者さんが診療室を出た後は、次の患者さんのための準備をします。ユニットを清拭して、新しいトレーセットを置きます。患者さんの記録も書かなければなりません。記載するボリュームが大きければ、それだけ時間が必要です。5分またはそれ以上必要な場合もあるでしょう。

以上のことを考えて必要な時間を差し引くと、患者さんの口腔内を拝見できるのは、約20分前後ということになります（図1）。

図❶　アポイント時間1枠30分の内訳の例

（円グラフ：誘導聞き取り5分、メインテナンス17分、説明お見送り3分、記録ユニット清掃5分）

後輩　「"アポイント時間＝口腔内をみる時間"ではないんですね」
青木　「そうね。片づけなどで時間が超過すれば、次の患者さんをお待たせすることになるでしょう？」
後輩　「時間配分を考えることが必要なんですね」
青木　「そのためには、時間を意識することが必要ね」
後輩　「いままでは、そこまで意識的に時計を見ていなかったかもしれません」

時計がいっぱいの当院の診療室

図2、3は当院の診療室です。本院と分院の2ヵ所に診療室がありますが、どちらも時計が多くかけられています。これは、どこのユニットを使っていても、どこの場所に立っていても時計が目に入るようにしているためです。電波時計を使用しており、狂うことなく同じ時刻を示しています。

歯科衛生士が自分の患者さんを拝見しているときだけではなく、アシスタント業務についている歯科衛生士にアポイント時間がきたら、手の空いている他の歯科衛生士がすぐに交代するなど、フロアにいる全スタッフが時間を意識しています。すべての職種が、一日のアポイントがスムーズにいくよう努力しているのです。

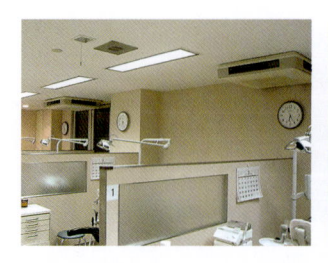

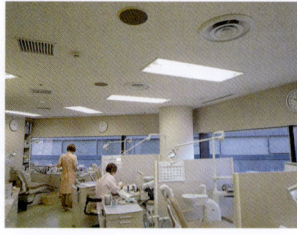

図❷❸ 診療室にはたくさん時計が設置されており、どの場所からでも時間を確認できる

後輩「時間を意識しなければならないことはわかりましたが、時間内に終わらせるためには、どうしたらいいですか？」

青木「限られた時間を有効活用するために、どんな工夫をしているのかっていうことね」

後輩「そうです」

青木「これは私がいつも考えていることなんだけど、時間は短くしても内容の質は落としたくないでしょう？」

後輩「それは……。当然ですよね」

青木「いろいろな工夫をしているけれど、前はよかれと思っていたことが現在はあまり効率的ではなかったり、より便利な器材に巡り会えたりと、いまもなお試行錯誤を繰り返しているところかしら（**表1**）」

表❶ 時間を効率よく使うために

準備	・前もってカルテに目を通しておく ・TBI、PMTCに必要な器材や記録用紙などはすべて1ヵ所に収容
SRP	・施術部位をチェックしてから、その部位に合うスケーラーを選択。歯科医師による麻酔待ちの間にシャープニング ・歯石の沈着状況などで、どのくらい時間がかかるのか自分の技量を知っておく
TBI	・新しいプラーク、古いプラークを違う色で染め分けられる染色液を使用。患者さんのブラッシングテクニックを評価しやすい
PMTC	・自分があちこち動かないですむポジションを工夫する。同じポジションでできる部位は一括して行う、など ・PMTC専用のハンドピースを使用。小ぶりで使いやすい
術者磨き	・フッ素を塗布する前や、TBIの後などに残ったプラークを除去するため、音波式電動歯ブラシを使用。ハンドピースを使用するより手軽なうえ、驚くほどスピーディーにプラークを落とすことが可能
ホームケア	・ステイン除去、付着防止のための歯磨剤をお勧めする。ステイン除去に多くの時間を割かないようにする
ユニット清拭	・スピットンに色が残りにくい染色液を使用する ・染め出した後、患者さんがうがいをするときはスピットンに水を流し、スピットンの清拭が簡単にすむようにする
記録	・記録記入のために5分前終了を原則としているが、時間内に記入できない場合は付箋にメモを書いて貼っておき、あとで時間ができたときに記入。そのため、院内のあちこちに付箋を常備
説明	・口頭による説明だけではなく、媒体を積極的に活用（**図4**）

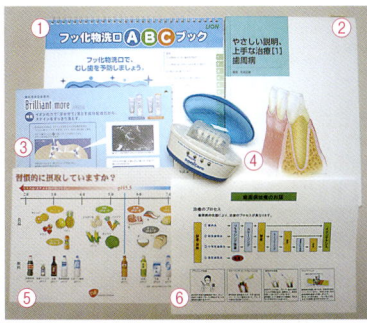

図❹　使用頻度が高い媒体
①フッ化物洗口（ライオン歯科材）
②「やさしい説明、上手な治療［1］　歯周病」（石井正敏著、永末書店）
③美白歯磨剤（ライオン歯科材）
④ソニポッド（ヨシダ）
⑤酸蝕症（グラクソスミスクライン）
⑥歯周治療の流れ（当院オリジナル）

後輩　「たくさんのことを考えているのですね」

青木　「本当は他にもいろいろあるけれど……」

後輩　「たとえば、どんなことですか？」

青木　「染め出しをするときの、ワセリンを塗布して、綿球を作って、染色液を出して……という一連の手順で、なるべく手の動きを止めない、とか」

後輩　「ダラダラしないって、当然と言えば当然ですね」

青木　「ただ早くしようとすると、患者さんに雑な印象を与えてしまう場合もあるので、"急ぐ"というよりは"きびきびと迅速に"」

後輩　「顔はにこやかに、手元はスピーディーに、ですね！」

青木　「そういうことね」

小さな工夫が時間を生む

私が日々実践していることは、なにも特別なことではありません。なんとか効率よくできないものかと考え始めたのは、自分自身が時間に追われていたころ、「なぜこんなに時間が少ないのだろう」と不満に思ったことがきっかけでした。しかし、いま思えばアポイント時間を拡大したところで、やはり「時間が足りない！」と言っていたかもしれません。視点を変えて"無駄に使っている時間はないのか？"と探し始めると、どんどんいろいろなことが見えてきました。

そして、"こうしたらよいのでは？"という小さな工夫や思いつきを実践してみたり、試してみて効果があったりしたことが、現在のスタイルに定着しています。

後輩　「私にも何か工夫できることがありそうな気がしてきました」

青木　「そうね。明日から時間を意識することから始めてみて。それから、自分ができる工夫は何かしらって考えると、いろいろ思いつくと思うわよ」

後輩　「そうですね。いままでのやり方を考える必要があるのかもしれません。今回はありがとうございました」

4-2 Clinical Hint

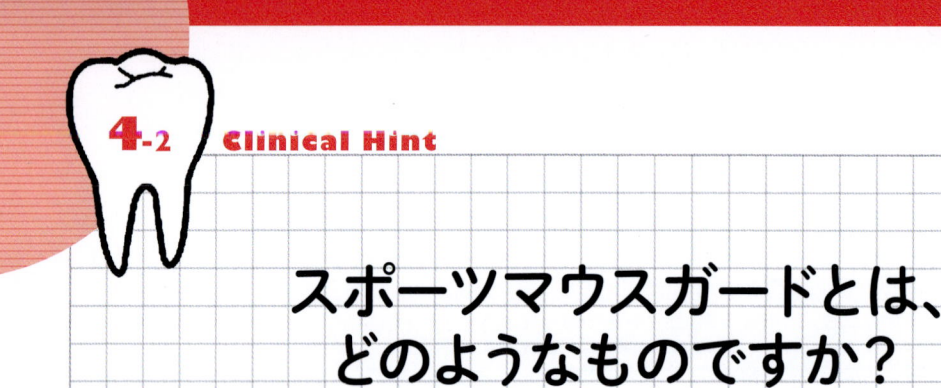

スポーツマウスガードとは、どのようなものですか？

青木　「こんにちは！　さあ、今回は何のお話をしましょうか」
後輩　「あのう、スポーツがお好きな患者さんから、スポーツをするときのアドバイスを求められたのですが……」
青木　「あら！　そうなの。実はね、平成23年6月に"スポーツ基本法"というものが成立して、そこに初めて"歯学"という言葉が入ったのよ」
後輩　「まあ！」
青木　「それによって、日本歯科医師会と日本体育協会が共同で養成してきた『公認スポーツデンティスト』の第1期資格者67名が、平成27年4月1日に誕生したの」
後輩　「それは歯科とスポーツ全般のかかわりが強くなるということですね！」
青木　「そうなの、とても画期的なことなのよ」

『スポーツ振興法（1961年）』
第17条　国は、医学、生理学、心理学、力学その他の諸科学を総合して、スポーツに関する実際的、基礎的研究を促進するよう努めるものとする。

↓

『スポーツ基本法（2011年）』
第16条　国は、医学、歯学、生理学、心理学、力学等のスポーツに関する諸科学を総合して実際的及び基礎的な研究を推進し、これらの研究の成果を活用してスポーツに関する施策の効果的な推進を図るものとする。

❖　❖　❖

青木　「スポーツといえば、真っ先に思い浮かぶのは、"スポーツマウスガード"ね」
後輩　「でも、スポーツマウスガードってボクシングの選手などが必要とするのはわかりますが、他のスポーツではピンときませんけど……」
青木　「スポーツマウスガードは、ただ単に歯の外傷を防止するのではなく、脳への衝撃を緩和するなど、いろいろな効果があるのよ」

スポーツマウスガードはなぜ必要か

スポーツマウスガードの有効性は歯を保護するだけでなく、口腔粘膜損傷の防止、くいしばりによる歯の摩耗防止、顎関節への負担軽減などが挙げられます。また、脳震とうの防止にも効果があります。最初は口腔内の外傷予防を目的にボクシングで装着するようになりました。しかし、体が激しくぶつかるコンタクト競技はそれだけではありません。アメリカフットボールや空手の一部、女子ラクロス、ホッケーなどは、スポーツマウスガードの装着が義務化されています（表1、図1）。

表❶　スポーツマウスガード装着が義務化されている代表的なスポーツ（財団法人8020推進財団：歯を大切にしてスポーツを楽しく〜丈夫な歯は運動能力アップの鍵〜，2010年12月より引用改変）

競技種目	義務化	競技団体	備考
ボクシング	○	日本アマチュアボクシング連盟	
アメリカンフットボール	○	日本アメリカンフットボール協会	
キックボクシング	○	新日本キックボクシング協会	
ラクロス（女子競技）	○	日本ラクロス協会	
インラインホッケー	△	日本アイスホッケー連盟	18歳以下
アイスホッケー	△	日本アイスホッケー連盟	すべてのプレーヤーに勧告。1974年12月31日以降生まれのプレーヤーは国内においての装着が義務化
空手	△	全日本空手道連盟	防護マスクをしない試合では、マウスガードが義務化
ラグビー	△	日本ラグビーフットボール協会	関東医歯薬リーグ・高校生

○：義務化されている　△：一部義務化　　　　（2010年11月現在）

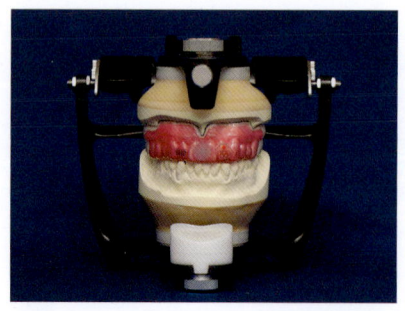

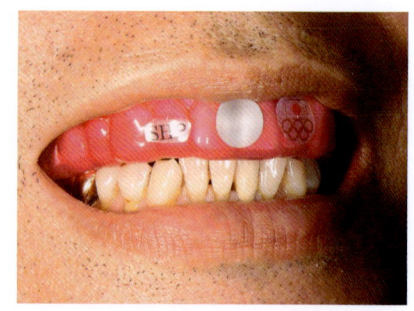

図❶　スポーツマウスガードの作製時はインサイザル・ピンのある咬合器を使用して、均一な接触を与える〔写真提供：杉山義祥先生（神奈川県・杉山歯科医院）〕

後輩　「当てはまる患者さんも多そうですね」
青木　「そうなのよ。私の担当患者さんにもスポーツがお好きな方が多いので、スポーツマウスガードをお勧めすることがあるわよ」
後輩　「なんだかスポーツマウスガードが身近なもののように思えてきました」
青木　「そうでしょう？　自分にスポーツの習慣がなくても知っておくべきことなのよ」
後輩　「本当にそうですね」
青木　「スポーツマウスガードがなかったら、どうなるか。症例をみてみましょうか」

スポーツマウスガードを装着しなかったために起こった症例

　ある日の夕方、急患がかけ込んできました。主訴は前歯部の破折です。患者さんは大学生でボクシング部に所属し、練習中に起こった事故でした。試合に出るときはもちろんスポーツマウスガードを装着していたそうですが、そのときは練習中であり、軽い気持ちでスポーツマウスガードなしでリングに上がったと言います。前歯部2本は歯冠1/3で完全に破折していました（**図2、3**）。

　根管処置を行い、補綴治療となったのですが、患者さんはまだ20歳の大学生です。"スポーツマウスガードひとつで事故を回避できたものを"と悔やまれます。

　破折以外では、歯に激しい衝撃を受けたときに、スポーツマウスガードを装着したおかげで歯牙の脱落を免れ、脱臼で済んだというケースもあります。とくに女性にとって前歯の外傷は心身ともに大きな問題となりますので、女性こそスポーツマウスガードを装着すべきといえるでしょう。

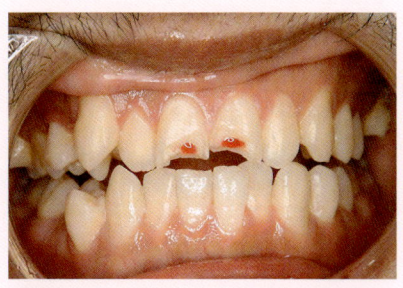

図❷　スポーツマウスガードなしでボクシングの練習中、破折してしまった上顎前歯

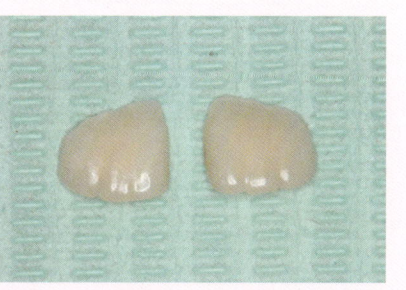

図❸　図2の破折片。事故直後、探して持参したが、補綴治療となった

後輩　「スポーツマウスガードなしでスポーツをするって、本当は危険なことなのですね」
青木　「そうね、安全にスポーツを楽しみたいわよね」
後輩　「まさに"転ばぬ先の杖"ですね」
青木　「それから、2012年に文部科学省が策定した『スポーツ基本計画』にも"マウスガード"の文言が入ったのよ」

『スポーツ基本計画（2012年 文部科学省策定）』に"マウスガード"の文言が入りました

●学校の体育に関する活動の充実
「国および地方公共団体は、学校の体育に関する活動を安心して行うことができるよう、スポーツ医科学を活用したスポーツ事故の防止およびスポーツ障害の予防・早期発見に関する知識の普及啓発、学校と地域医療機関との連携促進、教員等の研修の充実を図る。その際、マウスガードの着用の効果等の普及啓発を図ることも考えられる。」

後輩　「これから、多くの人にスポーツマウスガードが広まるといいですね」
青木　「それにはまず、スポーツをする患者さんにスポーツマウスガードの必要性を訴えるようにしなければならないわね」
後輩　「はい、そう思います。今回もありがとうございました」

4-2　スポーツマウスガードとは、どのようなものですか？　145

4-3 Clinical Hint

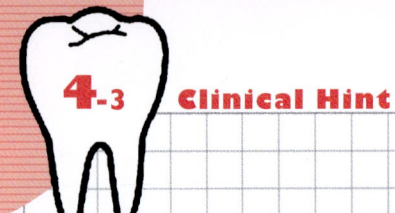

歯の着色（ステイン）について教えてください

後輩　「先輩、こんにちは！」
青木　「こんにちは！　さて、今回は何をお勉強しましょうか」
後輩　「今回は、歯の着色について困っているという相談が来ていますよ」
青木　「着色ね。それは困った問題よね」
後輩　「だって、歯の着色は患者さんのお悩みでもありますもの」
青木　「そうよね。歯科衛生士、患者さん、双方のお悩みよね。では今回はそのお話をしましょう」

　　　　　　　✢　　✢　　✢

後輩　「歯の着色を気にする患者さんって多いですよね」
青木　「そうね。自分の歯を美しく保とうとする患者さんが増えているっていうことね」
後輩　「はい。とてもよいことだと思うのですけど、着色を除去するのってたいへんで……」
青木　「専用器材や研磨剤によるPMTCで機械的に除去するしかないものね」
後輩　「時間がかかってしまって、着色を除去するだけでアポイントの時間が終わってしまったこともあるんですよ……」
青木　「わかるわ。機械的な除去は、歯面への負担も心配よね」
後輩　「そもそも、歯になぜ着色してしまうのでしょうね」
青木　「根本的な疑問ね。では解説しましょうか！」

着色、このやっかいなもの

そもそもなぜ歯に色が付着するのでしょうか。着色の成り立ちと原因を簡単に解説します。まず歯の表面にカルシウムイオンを介してペリクルが付着、次にペリクルの上にカルシウムイオン、イオウとイオウの結合体が橋渡しを

して着色物質を引き寄せます。そして時間の経過とともに褐色化反応と縮合反応により着色が濃くなっていきます（図1）。

　原因は、歯の表面構造や着色しやすい飲食物や医薬品、口腔環境などが挙げられます。なぜ着色しやすい人とそうではない人がいるのかは、成り立ちと原因が関係します。ペリクルの組成は人によって異なりますし、日々口にするものも人によって違います。

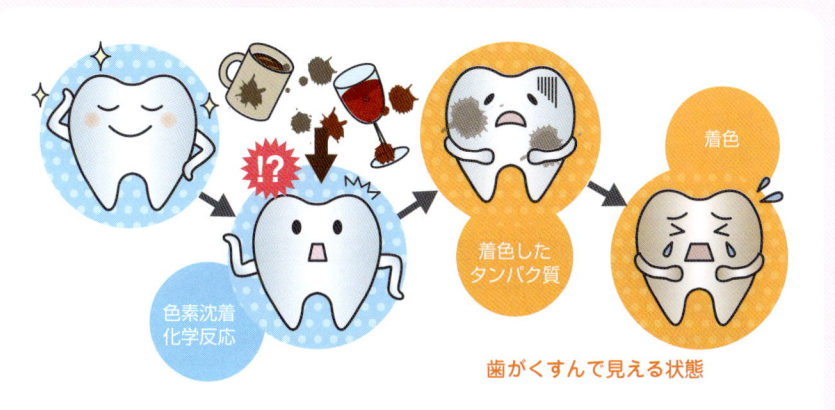

通常、歯のエナメル質の表面は、唾液が付着してつくられるペリクルという薄い膜で覆われています。
これに、紅茶、緑茶、コーヒーに含まれるタンニン、タバコのヤニなどが唾液中のカルシウムや金属イオンなどと結びついて付着することによってステインになります。

図❶　着色の成り立ち

後輩　「なるほどー！　でも、ちょっと難しいですね」
青木　「科学的な仕組みよ。着色しやすい飲食物は、コーヒーや赤ワイン……」
後輩　「紅茶や緑茶！　あとカレーなどもそうですか？」
青木　「そうそう。食品以外では、タバコが代表格ね」
後輩　「医薬品は……？」
青木　「クロルヘキシジン、フッ化第一スズ。あとは漢方薬などの経口医薬品もあるわね」
後輩　「タバコはやめていただくべきですけど、他は仕方がないですね。白いものばかりを口にするわけにはいかないですもの」
青木　「そのとおりね。あと、もともとの原因は口にするものでも、着色しやすい原因が他にある場合もあるのよ」

着色の原因、いろいろ

着色の原因はさまざまです。喫煙による着色は、もちろんそれ以外の理由もありますので、やめていただくよう指導すべきですが、お茶やカレーなどの食品による着色は、ある程度は仕方がないことといえるでしょう。

しかし、食品などの原因に加えて、着色しやすい環境についても考えなくてはいけません。歯ブラシが届かない部位や口唇閉鎖をしていない場合、前歯切縁へのステインの付着を、臨床で目にすることがたびたびあります。

歯ブラシが届いていない場合はTBIを行います。口唇閉鎖不全の場合は、患者さんご自身が気づいていない場合も多いため、着色しやすいことを伝え、念入りに歯ブラシを当てていただきます。希望があれば口唇閉鎖不全を歯科医師に相談するのもよいでしょう（図2、3）。

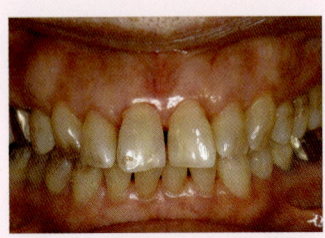

図❷ 70歳代女性。左右で着色具合に差があり、ブラッシングテクニックにむらがあるのがわかる

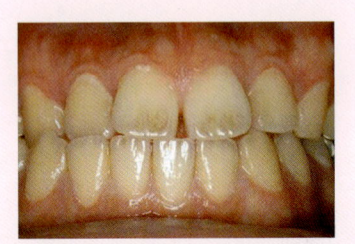

図❸ 30歳代男性。日頃から口呼吸をしており、常に口唇が閉じていないゆえに、前歯切縁に着色しやすい

後輩 「着色って、タバコや食品だけに気を取られがちですけど、他に気をつけることも多いですね」

青木 「そうよ。歯ブラシが当たっていない場所を解決するなんて、まさに歯科衛生士のお仕事よ」

後輩 「はい！」

青木 「着色は、患者さんと歯科衛生士双方のお悩みだってはじめに言ったけど、それを手助けしてくれるものも積極的に使いたいわね」

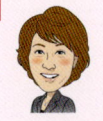

便利な着色対策ホームケアグッズ

メインテナンスのたびに着色除去をしている患者さんが、次のリコールから着色のない状態で来院してくだされば、どんなによいことでしょう。TBIやデブライドメントといった本来のメインテナンスにアポイント時間をめいっぱい使うことができ、まさに患者さんと歯科衛生士双方の喜びです。ホームケアで着色対策できる器材を取り入れることも一考です。今回は音波式電動歯ブラシ、歯磨剤を使った症例をご紹介します（図4～9）。

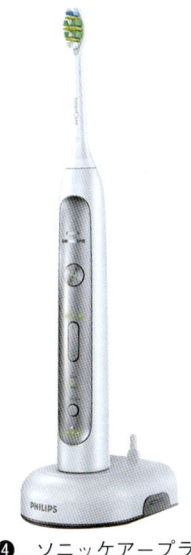

音波式電動歯ブラシによる着色除去の症例

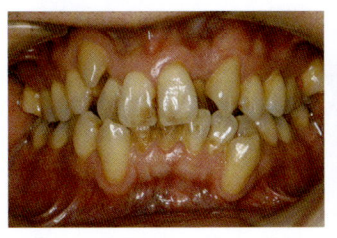

図❺　50歳代男性。著しい歯列不正のため、音波式電動歯ブラシを導入した

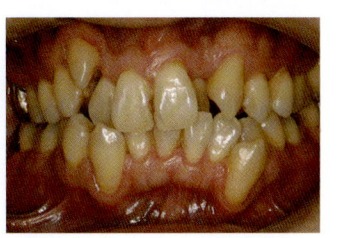

図❻　1ヵ月後。短期間で磨けるようになったと同時に、患者さんの長年の悩みであった着色も解消され、大きな満足を得られた

図❹　ソニッケアープラチナ（ヨシダ）

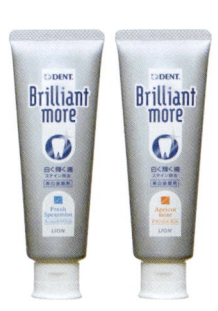

歯磨剤による着色除去の症例

図❽　40歳代男性。喫煙者。コーヒーを飲むことも多く、着色に悩んでいた

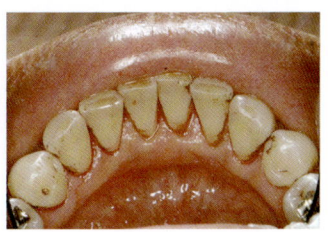

図❾　ブリリアントモア使用開始から3ヵ月。担当歯科衛生士より、着色除去にかかる時間が短縮されたとのこと

図❼　ブリリアントモア
フレッシュスペアミント（左）、
アプリコットミント（右）（ライオン歯科材）

後輩　「ホームケアを充実させることで、着色除去のために費やしていた時間が短くなれば、本当によいですよね」

青木　「その時間をもっと必要なメインテナンスのために使うことができるものね」

後輩　「着色除去で歯面を傷つけてしまうのではないかという心配も少なくなりますね」

青木　「着色はとてもやっかいな問題だけれど、できることから取り組んでみましょうか」

後輩　「はい！　今回もありがとうございました」

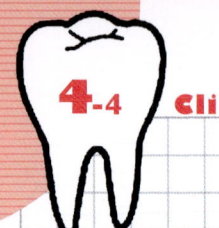

4-4 Clinical Hint

スタディモデルの整理について教えてください

後輩 「こんにちは！　今回もよろしくお願いします！」
青木 「こんにちは！　こちらこそ！」
後輩 「編集部に"スタディモデルの整理"について質問が寄せられています」
青木 「わかるわ。どうやって整理したらよいのかわからないって、よく聞くわね」
後輩 「では、今回のテーマは"スタディモデルの整理"でお願いします」

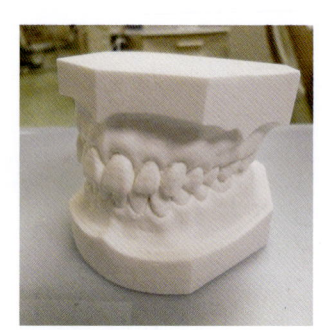

図❶　スタディモデル

❖　❖　❖

後輩 「スタディモデルの取り扱いについて、何か決まりごとってあるのですか？」
青木 「あるわよ。では最初に、スタディモデルについてお話ししましょうか」

スタディモデルの取り扱い

　スタディモデルは、一口腔単位として、咬合関係、歯および歯周組織の状態などを全方向から立体的に検査が可能な資料で、歯科医療特有の資料といえます。
　スタディモデルをもとに行える検査項目としては、歯列および咬合関係、歯肉縁上の歯冠と歯根の状態、歯の植立方向、欠損部の状態、軟組織の状態、手術手技の決定など、多岐にわたります。
　作製時期は、初診時、治療に着手する前、必要とするときで、上下顎の印象を採得して作製します。患者氏名、印象採得日を記載して保管し、廃棄する場合は、患者氏名を削除して医療廃棄物として廃棄します。（平成19年11月　日本歯科医学会）

後輩　「たとえば、患者さんの補綴物を作製した際の模型は、スタディモデルの扱いになるのでしょうか？」

青木　「いいえ、補綴物を作製する作業用模型はスタディモデルとみなさないのよ」

後輩　「そうなんですか」

青木　「でもね、スタディモデルは検査に使用した後に、作業用模型として利用することはできるの。対合歯や参考模型として歯科技工所に出したりできるのよ」

後輩　「では、作業用模型として使われなかったスタディモデルは保管されるということですね」

青木　「そのとおりよ。保管についても決まりがあるので解説しましょうね」

スタディモデルの保管について

スタディモデルのルールは、「歯科診療報酬点数表」のなかに明記されています。

「作製したスタディモデルについては、一連の治療が終了した日の属する月の翌月の初日から起算して3年を保存期間とする」

とあります。つまり、患者さんの治療が終わったのが1月だとすると、翌月の2月1日から3年間保存するということになります。

ですから、スタディモデルの保管は、月ごとに整理するとわかりやすくてよいでしょう。

後輩　「スタディモデルの保管は、場所をとるからたいへんですよね」

青木　「そうね。でも、治療終了後にスタディモデルの写真を撮って、カルテに添付した場合は、保管に代えることができるのよ」

後輩　「そうなんですか？」

青木　「診断に必要なすべての方向から撮らなければいけないけれど、デジタル化も進んでいることだし、保管するスペースを考えると写真も有効だと思うわ」

後輩　「先輩の医院では、どうやって保管しているのですか？」

青木　「私の勤務している医院は、すべて模型で保管しているのよ。ちょっとたいへんだけど、次ページに図で解説しましょうか」

クラジ歯科医院での模型の管理方法

月替わりの当番DHが月末に模型の整理を行います

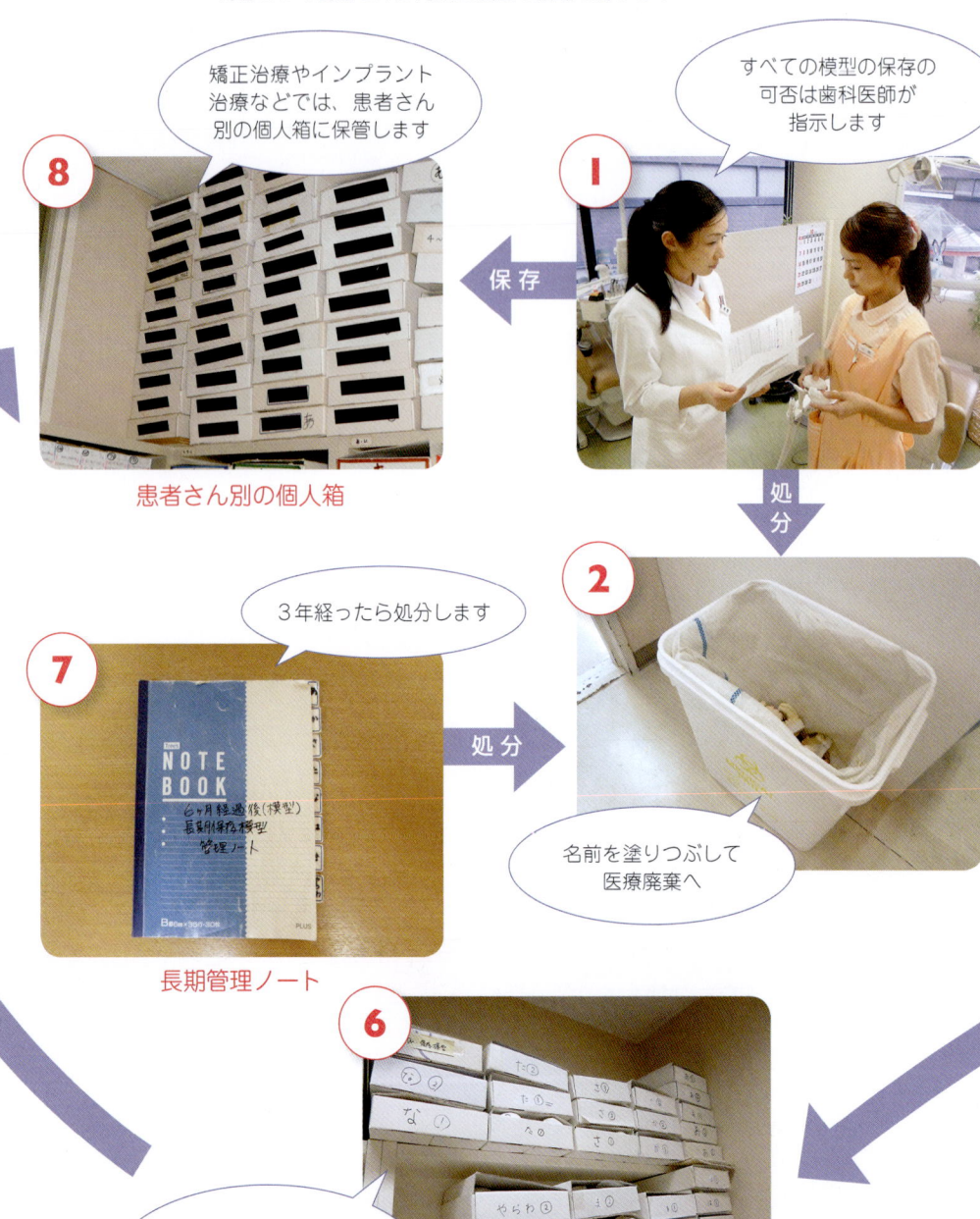

1 すべての模型の保存の可否は歯科医師が指示します

保存 →

8 矯正治療やインプラント治療などでは、患者さん別の個人箱に保管します

患者さん別の個人箱

処分 ↓

2 名前を塗りつぶして医療廃棄へ

7 3年経ったら処分します

長期管理ノート

処分 →

6 保管の必要があれば、個人箱を作製して保存します

長期管理箱

保存 ↑

③ その月の模型は、名前と日付を記し、今月専用箱へ。ノートにも記入します

保存 →

③ 今月専用箱

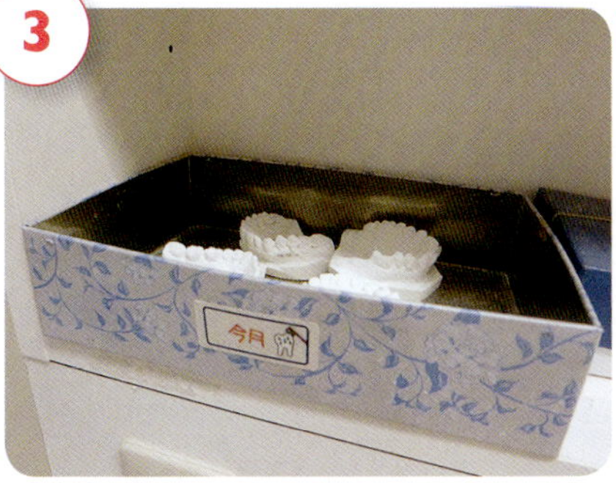

④ 模型ノート

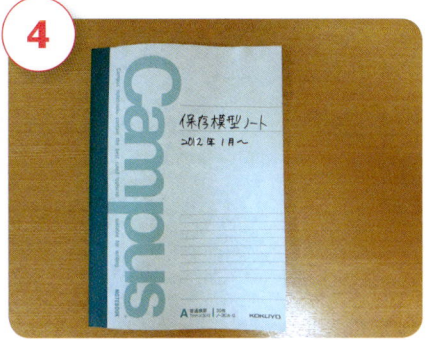

移動

その月が終了したら、6ヵ月保存コーナーへ移します

⑤ 6ヵ月保存コーナー

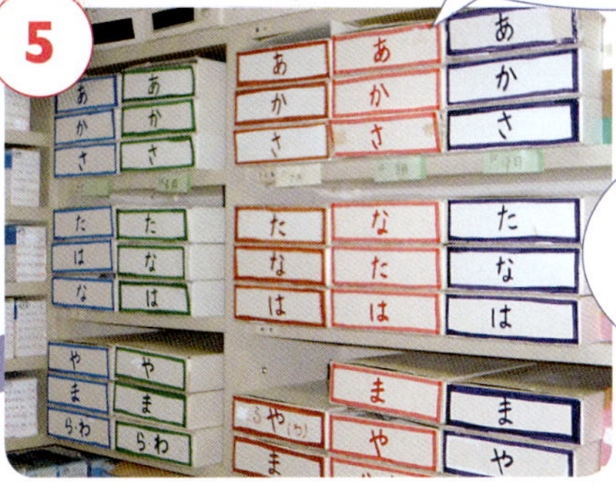

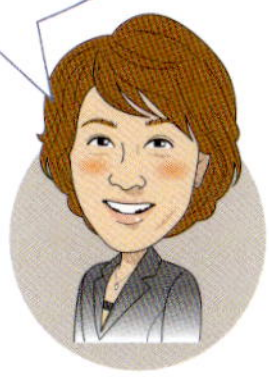

6ヵ月間は必要なときにすぐ取り出せるように保管しています。箱をひと月ごとにずらしていき、6ヵ月が経過したら、長期管理箱に中身を移して、1ヵ月目の箱に戻ります

後輩 「診療で必要な資料を適切に保管するのも、歯科衛生士の大切な業務なんですね」

青木 「そうよ。院長先生と相談して、ルールに従って間違いのないようにしなければいけないわね」

後輩 「はい。院内で仕組みを決めてしまえば、難しいことではなさそうですね。今回もありがとうございました」

4-4 スタディモデルの整理について教えてください　153

4-5 Clinical Hint

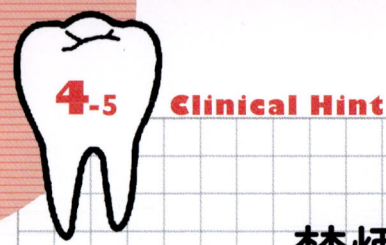

禁煙支援のポイントを教えてください

後輩　「先輩、こんにちは！」
青木　「こんにちは！　今回もよろしくね」
後輩　「早速ですが、読者から"禁煙支援"について質問をいただきました」
青木　「それは大切なテーマね」
後輩　「はい、よろしくお願いします」

後輩　「最近、お医者さんで禁煙ができるという内容のCMをよく見たり、レストランなどでも禁煙のお店が増えてきたような気がします」
青木　「一般社会でも、タバコによる健康被害への意識が高まっているのが、よくわかるわね」

世の中の禁煙の動き

WHO（世界保健機関）では世界禁煙デー（5月31日）として、参加各国により定められた「21世紀タバコのない社会を目指す」世界行動日を設けています。日本国内では、厚生労働省が世界禁煙デーからの1週間を「禁煙週間」と定め、テーマに沿って禁煙の普及啓発を積極的に行っていくこととしています。地方自治体による受動喫煙の防止等に関する取り組みが行われ、指定喫煙所を除き、タバコを吸う行為、火のついたタバコを持つ行為を禁止とし、違反者には罰則が科される地域もあります。
　タバコを吸う人の健康だけではなく、タバコの煙が周囲の人の健康にも悪影響を及ぼすことから、世界中がタバコのない社会を目指しているのです。

後輩　「タバコは、歯科治療にも関係するって、本当ですか？」
青木　「ええ、本当よ」
後輩　「タバコが歯周病のリスクファクターであることは、よくわかります」
青木　「歯周治療だけではなく、インプラント埋入手術の成功率に悪影響があることもあきらかにされているわよ」
後輩　「そういうことなら、歯科医療従事者として、禁煙支援を他人任せにで

きませんよね」

青木「まあ！　いいこと言うわね！　そうなのよ。そのとおりなの」

歯科医院における禁煙支援

タバコが健康に悪影響を与えることはあきらかであり、禁煙はがん、循環器病等の生活習慣病を予防するうえで重要であることは、よく知られていますが、歯科治療におけるタバコの悪影響はどうでしょうか。

喫煙は歯周病の主要なリスクファクターであり、喫煙者は非喫煙者に比べ2～9倍、歯周病の罹患率が高いことがわかっています。禁煙することで、歯周病の進行リスクが低下し、歯周治療効果が上がることが立証されています。

また、インプラント治療においても、喫煙はインプラントを喪失する最大の要因とされています。ニコチンをはじめとする有害物質による末梢血管障害や免疫機能障害により、歯周炎と同様にインプラント歯周組織に障害を及ぼします。口腔内悪性腫瘍や白板症などの口腔粘膜疾患も喫煙との関連性を否めません。これらのことを考えると、患者さんが歯科を受診したときこそが禁煙に取り組むきっかけになるともいえます。

医科では喫煙者への禁煙支援が保険適応とされていますが、歯科では残念ながら保険適応外です。しかし、タバコの害に関する知識を歯科衛生士が備え、禁煙支援を行うことは必要であると考えています。肺の中を見ることはできませんが、ステインの付着した歯面や色の変わった歯肉など、歯科ではタバコの影響を視覚的に示しやすいことから、"歯科衛生士が禁煙のきっかけを作る"ことはたいへん有意義であると思います。

私の禁煙支援　失敗例

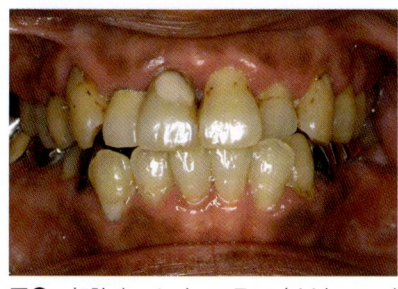

図❶　初診時。タバコ1日20本以上のヘビースモーカー。最大 PD 8mm

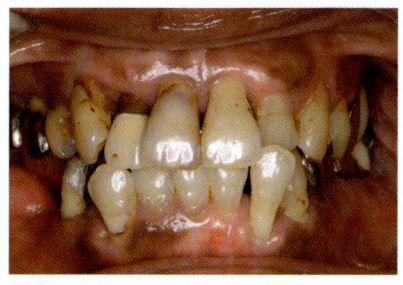

図❷　中断後の再初診時。全顎において歯周病が進行。右下は骨吸収が著しく、抜歯に至った

初診時：56歳・女性
診断：中等度～重度歯周炎

若いころからタバコを吸う習慣があり、当院受診当時もタバコを手離せない状況でした（図1）。

主訴で痛みのあるう蝕治療を終えたの

ち、歯周治療が必要と診断され、私が担当することになりました。タバコは歯周病のリスクファクターであることから、初回の検査の段階で禁煙のお話をし、その後TBI、SRPで来院するたびに禁煙を説得し続け、いかにタバコが歯周病によくないかを延々と話し続けました。歯周基本治療が終盤にさしかかったころ、患者さんは「タバコがよくないのは、自分だってわかっている」と言い、次のアポイントはキャンセルとなり、そのまま長期にわたり中断してしまいました。

その後3年が経過、歯肉の腫れを主訴に再び来院、歯周病はさらに進行している状態でした（図2）。主訴である右下の急発部位を抜歯後、再び歯周治療が必要でしたが、患者さんは再びキャンセルし、現在に至ります。

私は歯周治療がうまくいくことを願い、タバコをやめていただきたい一心で禁煙を促し続けていたのですが、いま思えば、タバコがどれほど害があるかを伝えるのに一生懸命になり、タバコを吸うことだけを全否定し続け、なぜタバコがやめられないのか患者さんの気持ちに寄り添うことを忘れていた気がします。

私の禁煙支援　成功例

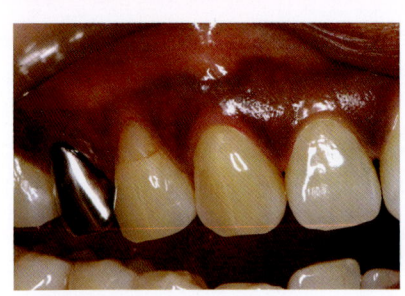

図❸　初診時。歯肉全体に喫煙者特有のメラニン色素沈着が認められる

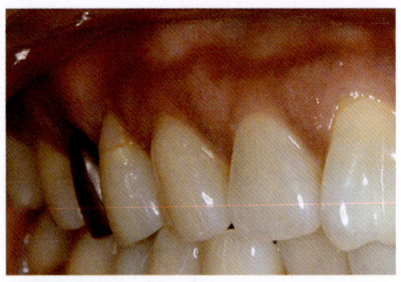

図❹　禁煙から4年後。メラニン色素沈着はだんだん薄くなり、歯肉は健康な色を取り戻しつつある

初診時：56歳・女性
診断：中等度歯周炎

この患者さんも若いころからタバコを吸う習慣がありました。歯周病は重度ではありませんでしたが（図3）、タバコをやめたほうが長期にわたり安定した口腔内を保持できる可能性が高くなります。歯周基本治療を進めながら、タバコと歯周病の関係をお話ししていましたが、実際に禁煙に至るのは難しかったようです。

ある日、患者さんが「私、タバコをやめようと思うの」とおっしゃいました。なぜそう思われたのかをうかがうと、「だって青木さん、"タバコをやめると歯肉だけじゃなく、お肌もきっときれいになりますよ"、"素敵なお洋服をお召しなのに、タバコの匂いがつきませんか？"って言ったじゃない？」と答えられたのです。

私はそのときに"タバコをやめるメリットをお伝えするほうが、患者さんの心に届くのかもしれない"と思ったのです。

早速、患者さんは内科を受診、禁煙の

ための内服薬を処方され、見事に禁煙に成功し、それから4年が経過しています（図4）。
　ちなみに患者さんのご主人もタバコを吸う方なのですが、嫌がるのを無理やり一緒に内科へ連れていき、同じ禁煙用内服薬を処方されたのですが、途中で挫折したそうです。「やっぱり、本人がやめたいと思わないとダメなのね！」と患者さんはおっしゃっています。

私が考える禁煙支援

① 本人が「タバコをやめたい」「タバコをやめよう」と思えるアプローチをすること。

② "タバコは悪いもの"という事実だけを押しつけない。

③ "タバコをやめると、こんなによいことがたくさんある"という患者さんにとってのメリットを一緒に考える。

④ 実際の禁煙には、専門機関である禁煙外来などを勧め、禁煙治療中は患者さんを励まし、「私もあなたの禁煙に協力する」と言葉で伝え、サポートする。

⑤ 禁煙に成功し禁煙外来を離れても、禁煙が続くように支援する。

後輩　「禁煙って、なかなか難しいと聞きますけれど……」
青木　「タバコの基本成分であるニコチンは、麻薬のような強い薬物依存があるのよ」
後輩　「怖いですね……」
青木　「これはもう立派な病気だから、喫煙歴が長い患者さんや、一日に吸うタバコの本数が多い患者さんは、一人で抱え込まず禁煙外来などの専門機関の受診を促すのも、立派な禁煙支援だと思うわ。そして専門家からのアドバイスを患者さんと共有して、一緒にできることを考えるのも担当歯科衛生士としての役割といえるわね」
後輩　「最後に、禁煙するいちばんの手段って、何だと思いますか？」
青木　「それはね、自己流でも、本に頼っても、禁煙外来を受診しても、何にしても"本人の固い意志"よ」
後輩　「患者さんに、"あのとき、歯科衛生士さんが禁煙を勧めてくれてよかったな"と言われるようになりたいです。今回もありがとうございました」

4-6 Clinical Hint

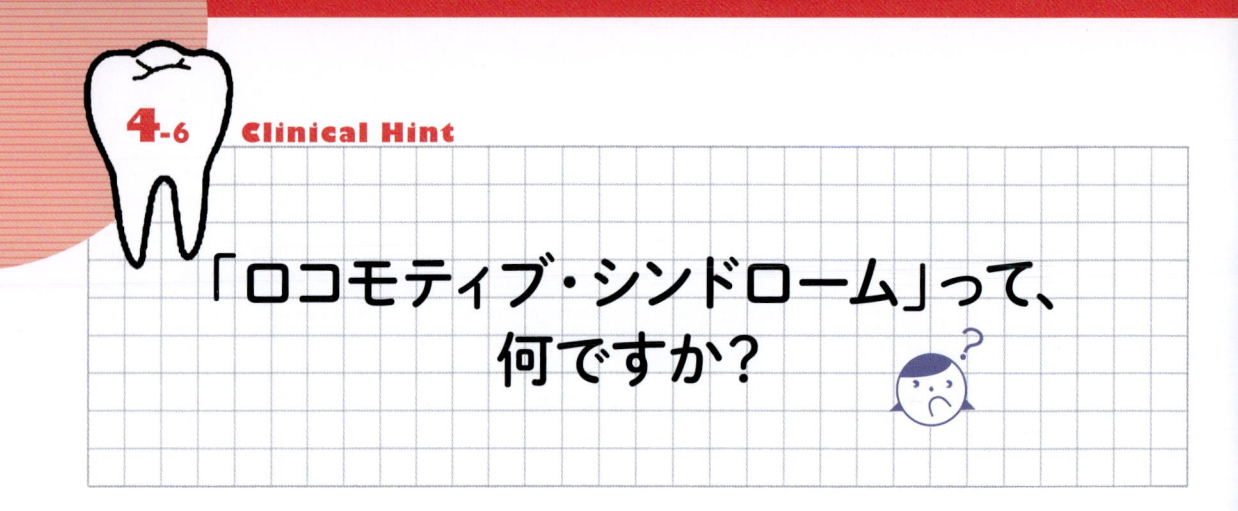

「ロコモティブ・シンドローム」って、何ですか？

後輩　「こんにちは！　今回もよろしくお願いします」
青木　「はい！　こちらこそよろしくね」
後輩　「今回の相談は、ちょっと耳慣れない言葉なのですが……」
青木　「あら、なあに？」
後輩　「『ロコモティブ・シンドローム』について知りたいんですけど……」
青木　「それは知っておいたほうがいいわよ。では、今回のテーマはそれでいきましょうか」

※　※　※

後輩　「『ロコモティブ・シンドローム』って、初めて聞く言葉です」
青木　「日本語では『運動器症候群』と呼ばれるのよ」
後輩　「"運動器"ですか？」
青木　「身体を支え、身体運動を可能にするのが、運動器なの」
後輩　「はい」
青木　「その運動器に障害が起こることに注意を促すため、日本整形外科学会が2007年に『ロコモティブ・シンドローム』という概念を提唱したのよ」

「ロコモティブ・シンドローム」って、何？

運動器は、①骨　②関節、脊椎の椎間板　③筋肉、靱帯、神経系　という要素で構成され、この3つの要素が連携することによって、身体運動が可能になります。
　「ロコモティブ・シンドローム」は、その運動器の障害により要介護になる可能性が高い状態をいいます。運動器は常に力学的な負荷を受けているため、加齢とともに衰えていくからです。
　要介護状態になる原因の主な運動器疾患としては、関節疾患、骨折・転倒、脊椎損傷が挙げられます。

後輩　「比較的新しい言葉なのですね」
青木　「そうね。でもこれからどんどん耳にすると思うわよ」
後輩　「そうですか。でも、なぜ『ロコモティブ・シンドローム』という概念が必要なのでしょうか？」
青木　「みなさんよく知ってのとおり、日本は超高齢社会を迎えているでしょう？　人がこんなに長く運動器を使い続けることは、いままでなかったのよ。社会が経験したことのない時代に突入したといってもいいわね」
後輩　「なるほど！　それで新しい概念が必要なのですね」

健康寿命と「ロコモティブ・シンドローム」

身の回りのことが自分で行える能力を備え、自立可能な期間を健康寿命と呼びます。

その健康寿命に影響を与える3大疾患として、「メタボリック・シンドローム」「認知症」、そして「ロコモティブ・シンドローム」が挙げられます。「健康日本21」（厚生労働省が健康増進法に基づき策定した、国民の健康の増進の総合的な推進を図るための基本的な方針）では、平成25〜34年度の目標のひとつに、この健康寿命の延伸を盛り込んでいます。

超高齢社会の到来で、要介護状態になる人が急速に増加することへの対策は、社会にとっても緊急の課題になっているのです。

青木　「要するにね、健康寿命を延ばすために、『ロコモティブ・シンドローム』をたくさんの人に知ってもらって、予防しましょうということなの」
後輩　「それはとても重要な問題ですね」
青木　「本当にそうなのよ」
後輩　「『ロコモティブ・シンドローム』だと、自分でわかる方法ってあるのですか？」
青木　「あるわよ。次ページで『ロコモティブ・シンドローム』の可能性があるかどうかのチェックリストを紹介するので、活用してみてね。それから、基本トレーニングや食生活を通じた『ロコモティブ・シンドローム』の予防方法も知っておきたいわね」

ロコモティブ・シンドロームの診断（ロコチェック）

- ☐ 家の中でつまずいたり滑ったりする
- ☐ 階段を上がるのに手すりが必要である
- ☐ 15分くらい続けて歩けない
- ☐ 横断歩道を青信号で渡りきれない
- ☐ 片脚立ちで靴下がはけなくなった
- ☐ 2kg程度の買い物をして持ち帰るのが困難である（1リットルの牛乳パック2個程度）
- ☐ 家のやや重い仕事が困難である（掃除機の使用、布団の上げ下ろしなど）

→ この項目のうち1つでも当てはまればロコモティブ・シンドロームの可能性がある

（日本整形外科学会ホームページより引用）

ロコモーション・トレーニング（ロコトレ）

足腰の筋力の強化、バランス力の向上、膝関節や腰への負担が軽いことの3点を満たした簡単なトレーニングを基本トレーニングとして勧めています。

開眼片脚立ち
床につかない程度に片足を上げる。左右1分間ずつ、1日3回程度。

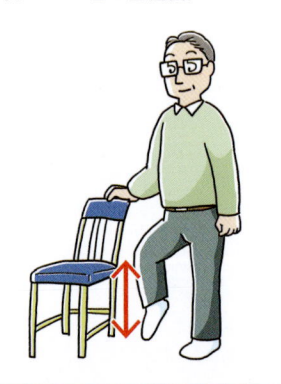

スクワット
立位から、ひざが90°以上に曲がらないように、お尻をゆっくりと下ろし、立位に戻る。深呼吸のペースで5～6回繰り返す。これを1日3回程度。

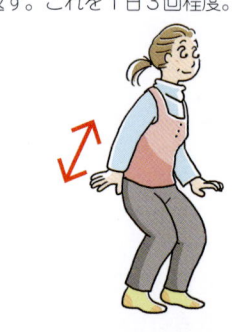

※転倒を避けるために、必ずそばに机や椅子等、つかまるものを用意しておくこと、また、どこかに痛みを感じたり、症状が悪くなったりしたときは、医師に相談すること。
※これに加えて「ご当地体操」や「太極拳」などの運動プログラム、ラジオ体操、ウォーキングなども勧められる。

食生活で「ロコモティブ・シンドローム」を予防

　骨や筋肉など、身体を作る"素"となるのは毎日の食事です。健康に生きていくためには、「5大栄養素」が欠かせません。「5大栄養素」とは、炭水化物、脂質、たんぱく質、ビタミン、ミネラルです。これらの栄養素を1日3回の食事から摂ることが大切です。

- ●**主食**……炭水化物を多く含む、ご飯やパン、麺類など
- ●**主菜**……たんぱく質を多く含む、肉、魚、卵、大豆製品
- ●**副菜**……ビタミン、ミネラルを多く含む、野菜、海藻類

　この3つに、牛乳、乳製品、果物などを組み合わせると、「5大栄養素」をバランスよく摂ることができます。

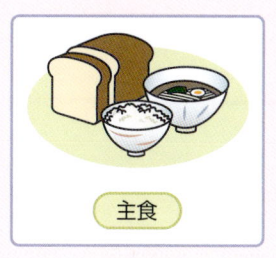

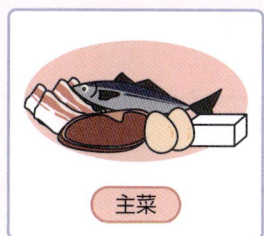

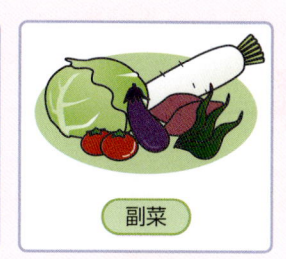

| 主食 | 主菜 | 副菜 |

後輩　「まずは、『ロコモティブ・シンドローム』の可能性があるかどうか、チェックですね」

青木　「そう、それからトレーニングと食生活で予防するの」

後輩　「今日は新しいことをたくさん知ることができました」

青木　「そう、それはよかったわ」

後輩　「はじめは、直接、歯科に関係なさそうな話だなと思いましたけど、医療従事者として知っておくべきことですね」

青木　「そうね。それにいまの社会を構成する一員として、"知らない"では済まされないわよね」

後輩　「はい！」

青木　「急速に高齢化が進んでいくなかで、運動器疾患が原因で要介護状態になる人を減らして、元気で年を重ねてもらうためには、多くの人に『ロコモティブ・シンドローム』について認知していただく必要があるわね」

後輩　「そう思います。今回もありがとうございました」

4-7 Clinical Hint

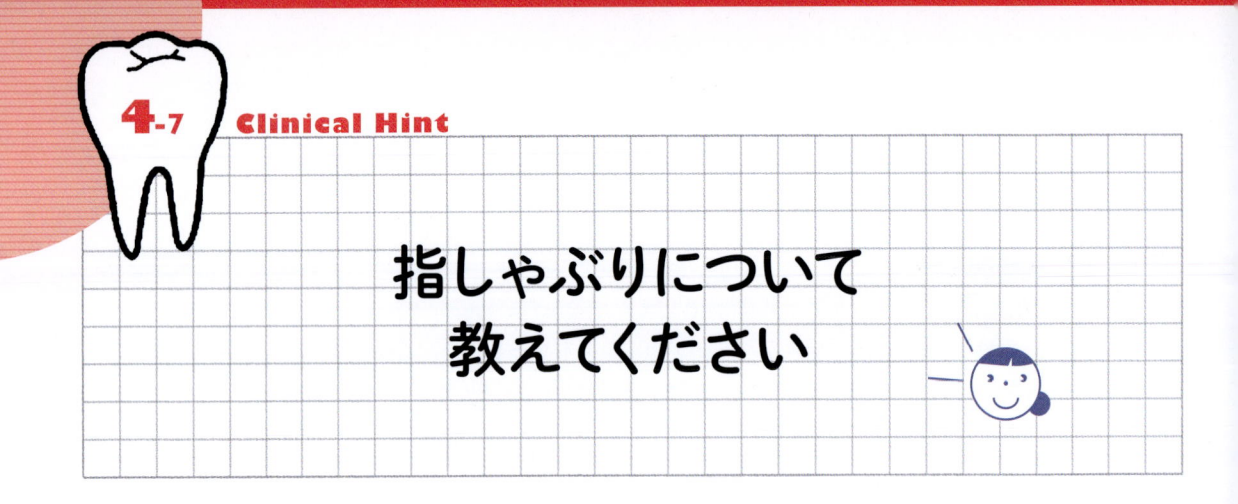

指しゃぶりについて教えてください

後輩　「先輩、こんにちは！」
青木　「こんにちは。今回もよろしくね！」
後輩　「はい！　編集部に、指しゃぶりに関する質問が寄せられました」
青木　「わかるわ！　指しゃぶりに関しては、小さなお子さんをもつ保護者からの質問が多いのよね」
後輩　「そうなんですよね」
青木　「では、今回はそれについて勉強していきましょう」

　　　　　　　　　❖　❖　❖

後輩　「そもそも赤ちゃんって、なぜ指しゃぶりをするのでしょう？」
青木　「赤ちゃんの指しゃぶりは本能的なものなの。指をしゃぶることで口や舌を動かす練習をしているのよ」
後輩　「練習しているなんて、かわいいですね！」
青木　「3歳ごろまで、いろいろな場面で指しゃぶりをするわよ」
後輩　「いろいろな場面？」
青木　「そう。指をしゃぶるにはそれぞれの理由があるの」

なぜ指しゃぶりをするのか？

口でくわえて吸う動作を"吸啜反射（きゅうてつ）"といい、赤ちゃんがおっぱいを飲んで生きていくために欠かせない機能です。赤ちゃんは母親のお腹の中にいたころから、指しゃぶりをして口の感覚を発達させています。生後すぐは、重力のため身体をうまくコントロールできず一時的にお休みしますが、生後2〜4ヵ月ごろからまた指しゃぶりを再開します。

生後5ヵ月ぐらいになると、何でも口に持っていってしゃぶりますが、これは目と手の協調運動の練習、形や味を学習するためと考えられています。つかまり立ち

や伝い歩きをするころになると、指しゃぶりをしながらこれらのことを行えないため、減少する傾向にあります。

　さらに2歳までの幼児期前半ごろからは、積木やおもちゃで遊ぶようになり、昼間の指しゃぶりは減少し、眠いときや退屈なときにのみ見られるようになります。

　3歳を過ぎ母子分離ができるころ、指しゃぶりは自然に減少し、5歳を過ぎるとほとんどしなくなります。

後輩　「指しゃぶりが意味のある行動なのはわかりましたけど、『指しゃぶり＝やめさせなくちゃ』と思っているお母さんも多いですよね」

青木　「そうね、それについてはそれぞれの専門領域で意見が異なるのよ」

後輩　「どういうことでしょうか？」

青木　「つまり、小児科医、育児学者、心理学者、そして歯科医と、それぞれ見方が違うっていうことよ」

後輩　「それでは保護者が混乱しますね」

青木　「そのとおりなの。だから各専門家の考え方や文献をもとに、意見をまとめたものがあるから紹介するわ」

各専門分野からの見方

赤ちゃん時代の口のトレーニングから幼児期の指しゃぶりまで、ひとくちに指しゃぶりといっても子どもにとっては目的が異なりますから、その時期によって各分野からいろいろな意見が出ても当然といえます。育児雑誌などでもさまざまな情報が溢れ、お母さんたちが迷うのも無理はありません。

　そこで、「小児科と小児歯科の保健検討委員会」では、小児の指しゃぶりについてどのような支援を行えばよいのか、統一的見解をまとめています。

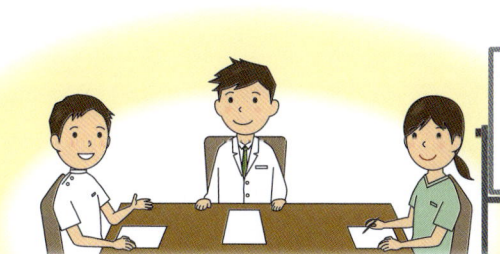

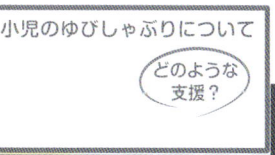

指しゃぶりにどんな対応をするべき？

乳児期

生後12ヵ月ごろまでの指しゃぶりは乳児の発達過程における生理的な行為なので、そのまま経過をみてよい。

幼児期前半（1～2歳まで）

この時期は遊びが広がるので、昼間の指しゃぶりは減少する。退屈なときや眠いときに見られるにすぎない。したがって、この時期はあまり神経質にならずに子どもの生活全体を温かく見守る。

ただし、親が指しゃぶりを非常に気にしている、一日中頻繁にしている、吸い方が強いために指ダコができている場合は、4～5歳になって習慣化しないために親子に対して小児科医や小児歯科医、臨床心理士などによる対応が必要である（図1、2）。

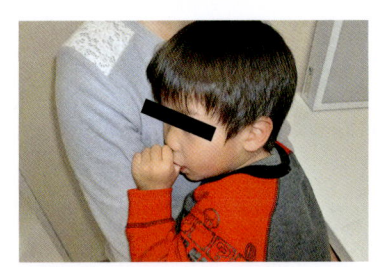

図❶ もうすぐ4歳になる男児。母親より「そろそろ指しゃぶりをやめさせたい」とのこと

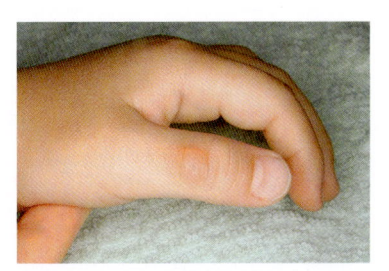

図❷ 男児の左手親指にできた指ダコ

（写真は保護者の同意を得て掲載しています）

幼児期後半（3歳～就学前まで）

この時期になるとすでに習慣化した指しゃぶりでも、保育園、幼稚園で子ども同士の遊びなど社会性が発達するにつれて自然に減少することが多い。しかし、なお頻繁な指しゃぶりが続く場合は、小児科医や小児歯科医、臨床心理士などによる対応が必要である。

小学校入学後

この時期になると指しゃぶりはほとんど消失する。この時期になっても固執している子、あるいはやめたくてもやめられない子の場合は、小児科医や小児歯科医および臨床心理士の連携による積極的対応を行う。

（日本小児歯科学会ホームページより引用改変）

後輩　「よくわかりました。でも指しゃぶりを気にするお母さんには、どのように説明すればよいのでしょう」
青木　「そうね、咬合や歯列不正を心配なさるのよね」
後輩　「はい、質問もよく受けます」
青木　「指しゃぶりが咬合にどんな影響があるか、みてみましょうか」

指しゃぶりが咬合に及ぼす影響

指しゃぶりで保護者が気にする問題は、何といっても歯並びでしょう。開咬（図3）や上顎前突（図4）がその代表例です。

しかし、前歯が永久歯に生えかわる前に指しゃぶりをやめることができて、鼻呼吸、口唇閉鎖ができれば、歯列、咬合は改善されていきます。したがって、4歳までに指しゃぶりをやめられれば永久歯に問題は出ません。

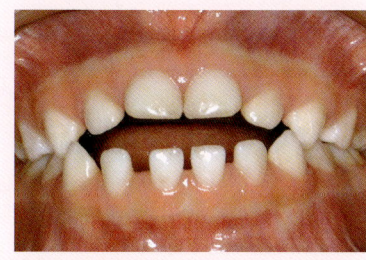

図❸　開咬（オープンバイト）：開咬とは別名オープンバイトともいい、臼歯は噛んでいても前歯が噛み合わず、常に前歯が開いた状態のこと

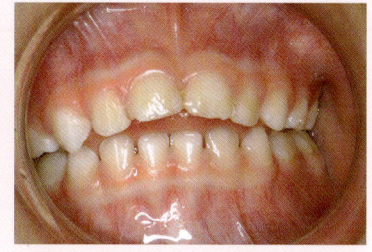

図❹　上顎前突：上顎前歯が前突しているもの、上顎骨が下顎骨より相対的に前方に突き出たものなど、オーバージェットが標準値を超えて大きい不正咬合の総称

後輩　「指しゃぶりについて、よくわかってよかったです」
青木　「それならよかったわ」
後輩　「診療室で保護者から『やめさせるべき？』『歯並びに影響は？』と質問を受けても、上手に答えられそうです」
青木　「そうね、子どもの年齢に応じたアドバイスができるといいわね」
後輩　「はい！　今回もありがとうございました」

4-8 Clinical Hint

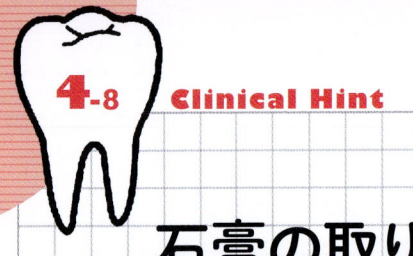

石膏の取り扱いを復習したいので教えてください

後輩 「先輩、こんにちは！」
青木 「こんにちは！　今回もがんばりましょうね」
後輩 「はい！　早速ですけど、編集部に質問がきています」
青木 「どうぞ！　何についてかしら？」
後輩 「今回は、"石膏の取り扱い"についてです」
青木 「石膏ね。臨床には欠かせない材料ですものね。では、今回のテーマはそれでいきましょう」

✜　✜　✜

後輩 「石膏の取り扱いって、歯科衛生士学校で習いましたよね？」
青木 「ええ、そのはずよ。だけど、しっかりと覚えている？」
後輩 「ええーと、それは……。あっ、あとは慣れすぎてしまって、取り扱いが適当になってしまっている気がします」
青木 「そうなのよ。忙しい現場でついつい管理が不十分になってしまうのね」
後輩 「石膏と水の量を目分量で練和してしまったことも……」
青木 「いけないわね。気を引き締めて、まず石膏の基礎を勉強しましょうか」

石膏の科学――なぜ混水比を守らなければいけないのか

　石膏は"硫酸カルシウム"という鉱石（セラミックス）です。石膏粉末に水を混ぜると、硫酸イオンとカルシウムイオンが溶け出し、二水石膏という結晶体に変化します。その結晶体が成長し、結晶体同士が緻密化することによって石膏は硬化するのです。
　そのときの反応には発熱を伴いますが、それがみなさんがよく経験する硬化熱です。石膏が硬化するということは、原子レベル、分子レベルの化学反応だということを

理解しましょう。

　ミクロの目で観る硬化後の石膏は、結晶体が絡み合った構造になっています。混和するときの水が多いと、結晶同士の間隔は広くなり多孔性が大きくなるので、それが石膏の強さに影響します。石膏を練和するときに、標準混水比を守らなければいけない理由がここにあります。

　また、石膏粉末が湿気を吸うと粉末表面で水和反応を起こしてしまい、結果として硬化反応に違いが出てしまうので、石膏の管理にも注意しましょう（図1）。

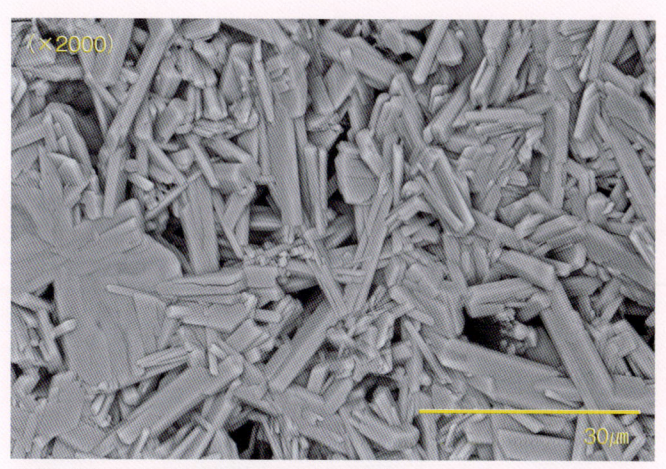

図❶　硬化した石膏体断面の電子顕微鏡像〔写真提供：片岡 有先生（昭和大学歯学部 歯科保存学講座 歯科理工学部門）〕

後輩「石膏の硬化って、化学なのですね」

青木「そうよ。すごいでしょう？」

後輩「はい。石膏粉末の管理も密閉容器でしっかり行わなければなりませんね」

青木「そうなの。石膏粉末が湿気を吸うことを、"石膏が風邪をひく"っていうのよ」

後輩「風邪ひいちゃうんですね！　それは気をつけます！」

青木「ところで、補綴物の再製の原因の一つが、石膏模型の作製が原因だったとしたら、どう思う？」

後輩「ええ?!　それは患者さんに申し訳ありませんね」

青木「それについて興味深いデータがあるので、紹介するわ」

補綴物再製と石膏模型

できあがってきた補綴物が、適合不良などで再製となってしまうことがあります。その原因はいろいろと挙げられますが、原因の一つが石膏模型の作製工程、すなわち石膏注入作業にあるとしたら、あなたはどう思いますか？

ある大手歯科技工所が、補綴物再製をなくすための取り組みの一環として、"模型作成の作業工程に関するアンケート"をまとめたことがありました。その内容の一つに、石膏混水比についての調査があります。再製率0％のグループはメーカー指定の混水比を守っている比率が高い傾向にあることがわかりました。石膏混水比を守ることは、再製を少なくする要因の一つであるといえる結果です（**図2**）。

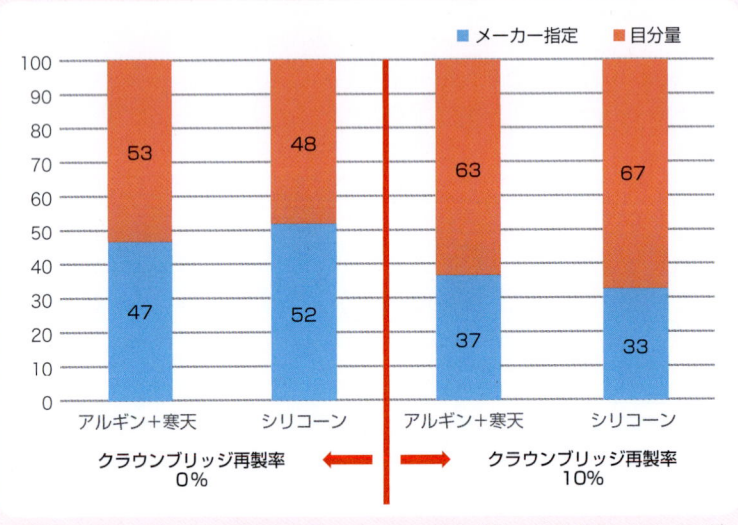

図❷ クラウンブリッジ再製率の違いによる石膏混水比の調査結果（参考文献12)より引用改変）

後輩「石膏の混水比が、再製の原因の一つだなんて……」
青木「もちろん原因はそれだけではないけれど、気が引き締まる結果よね」
後輩「はい」
青木「補綴物の再製は、患者さん、歯科医院、歯科技工所、すべてにおいてデメリットになるのよ」
後輩「そのとおりだと思います」
青木「では、石膏注入のポイントを見直してみましょうか」

石膏注入の注意点（図❸～❼）

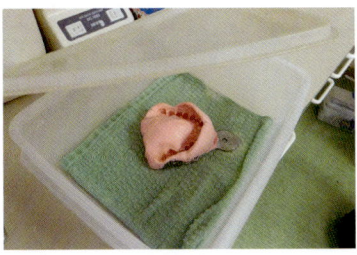

図❸ すぐに石膏を流せない場合は必ず湿箱に保管。10分を超えないようにする

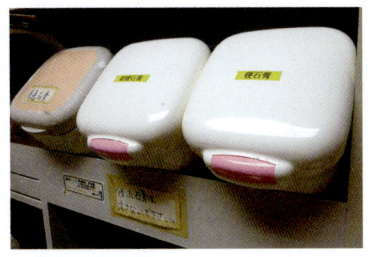

図❹ 石膏は専用の密閉容器で保存。濡れた手で蓋を開けたりしないこと

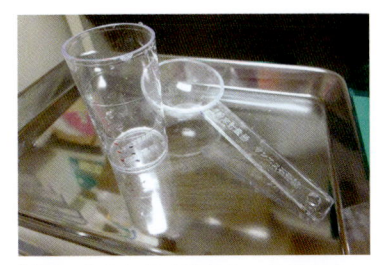

図❺ あらかじめ計量し、目盛りをつけておくと便利

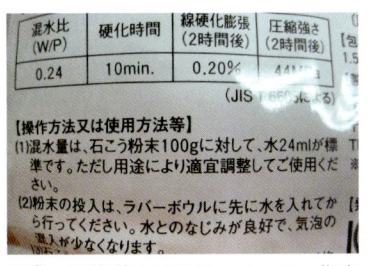

図❻ 石膏袋ウラには、メーカー指定の混水量が示されている

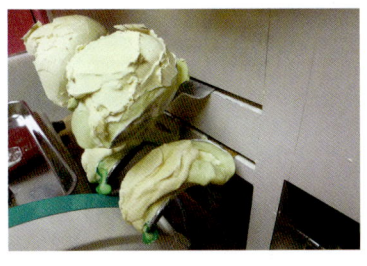

図❼ 石膏を流した印象模型は直に置かず、トレースタンドへ

後輩 「石膏の取り扱い、奥が深いものですね」

青木 「ラボで待っている歯科技工士が、どんな石膏模型を望んでいるのか、どんなに石膏模型を重要に思っているのか、歯科衛生士の私たちも理解しなくてはいけないわね」

後輩 「はい、患者さんの体の一部を作っている気持ちで行います。今回もありがとうございました」

監修：片岡 有・昭和大学歯学部　歯科保存学講座　歯科理工学部門

4-9 Clinical Hint

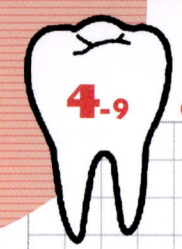

唾液の作用を詳しく教えてください

後輩　「こんにちは！　よろしくお願いします」
青木　「こんにちは。今回もがんばりましょう！」
後輩　「今回は、唾液について教えていただきたいのですが……」
青木　「唾液ね。奥が深いわよ」
後輩　「知っているようで、実はよくわかっていないと思うんです」
青木　「わかったわ。では、唾液について勉強しましょう」
後輩　「よろしくお願いします」

※　※　※

後輩　「早速ですけど……。唾液ってどうして大切なのですか？」
青木　「あら、直球で来たわね」
後輩　「唾液が必要なのはわかります。唾液が減少するとよくないということも。でも、その理由を患者さんに説明できないんです」
青木　「わかったわ。では今回は"どうして唾液が大切なのか""唾液にはどんな働きがあるのか"を3つに分けて説明していきましょう」

① "う蝕から歯を守る" 唾液の機能

う蝕予防の手段もさまざまですが、その予防手段の一つとして挙げられるのが、唾液による再石灰化と唾液の緩衝能です。

再石灰化とは、脱灰したエナメル質が再び石灰化しアパタイト構造が修復されることをいいますが、唾液中のCa（カルシウム）、P（リン）などの成分によって起こります。

緩衝能はpHの変化に抵抗する能力のことです。う蝕原因菌が生産する酸によってプラーク、唾液のpHが酸性に傾くとエナメル質が脱灰するのですが、唾液の緩衝能

がpHを中性に戻す働きをします。緩衝能に必要な唾液中の成分は、重炭酸塩、リン塩、タンパク質です。とくに重炭酸塩は唾液分泌速度が速いと濃度が高くなります。唾液は、酸性に傾いたpHを中性に戻し、再石灰化で歯を修復することによって歯を守っているのです。

　その他の唾液の役割としては、ムチンによる脱灰抑制、湿潤粘性が挙げられます（**図1、2**）。

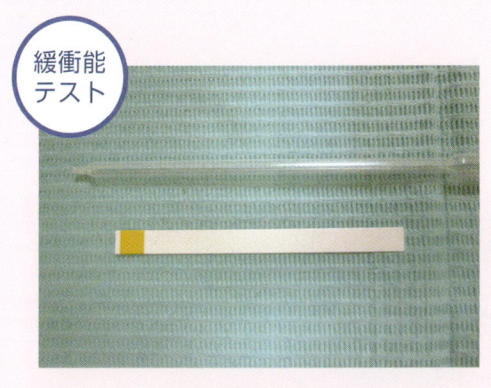

緩衝能テスト

図❶　使い捨てピペットと緩衝能測定用テストストリップ。ストリップのテストパッドに唾液を垂らして使用する（Dentocult®：オーラルケア）

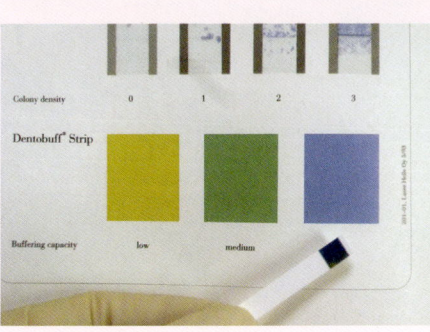

図❷　タイマーを使用して正確に5分計り、即座にテストパッドの色の変化で判定する。青色は緩衝能が高いことを示している

後輩　「うーん！　難しいですね」
青木　「簡単に言うとね、プラークと唾液が酸性になると、歯は脱灰するでしょう？　唾液は酸性を中性に戻し、さらに歯を修復してくれるということなの」
後輩　「唾液がないと歯は脱灰し続けてしまうということですね」
青木　「そう、そのとおりよ」
後輩　「唾液ってすごいですね。あと2つは何ですか？」
青木　「では2つめ。食べるためにも唾液は必要なの。そのお話をしましょう」

② "食べる" ことに必要な唾液の役割

　唾液は、食物を噛み砕き、さらに丸めて食塊を作り、飲み込みやすくするのを助けています。唾液に含まれる水分とムチンが、これに役立っています。また、唾液にはリパーゼ、プロテアーゼといった消化酵素が含まれていて、アミラーゼはデンプンをマルトースにまで分解します。

　そして、"食べる" のに大切なのは味覚ですが、味を感じるためにも唾液が一役買っています。私たちは舌上にある味蕾で味を感じますが、味蕾が味を感じ取るためには溶液になっている必要があります。食品の形状、甘味、苦みなどにより多少の時間差は出ますが、味物質が唾液中に溶解されて、味が味蕾に到達するのです。また、味覚の成立に必要な成分は亜鉛結合タンパク質です。亜鉛不足が味覚障害を起こしやすいのはそのためです（図3）。

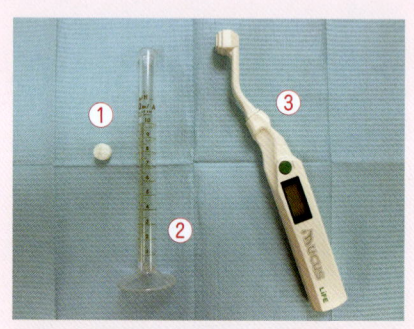

図❸　①咀嚼のためのパラフィンペレット、②唾液量測定のためのメスシリンダー、③口腔水分計ムーカス®（ライフ）

後輩　「確かに口の中が乾いていると、ご飯を食べにくいですよね」
青木　「そうよね、経験あるわよね」
後輩　「唾液が少ないと、飲み込みにくいだけだと思っていましたが、噛んで丸めるのも唾液が助けてくれているんですね」
青木　「詳しく理由がわかると、説明も上手になれるわね」
後輩　「それから、味を感じるためにも唾液が必要だなんて、知りませんでした」
青木　「味がわかりにくかったら、食事も楽しくないわよね」
後輩　「本当にそのとおりですね！」
青木　「さて、3つめにいきましょうか」
後輩　「はい！　3つめは何ですか？」
青木　「細菌に対する唾液の働きよ」

③ "抗菌作用"としての唾液の働き

唾液には抗菌性を示す物質が含まれています。その成分と働きはさまざまです。たとえば、ラクトフェリンは、細菌の繁殖に必要な第二鉄イオンと結合し、細菌の成長を阻害します。リゾチームは細菌の細胞壁を分解し、細菌を死滅させることができます。

また、人体は外から感染したものを排除する"免疫"というシステムをもっています。実際にその働きをする免疫グロブリンは、化学構造で分類すると、IgG、IgA、IgM、IgD、IgEがあり、それぞれ役割が違います。唾液に含まれ、病原体の上皮細胞への付着を防ぎ、粘膜の防衛に関与するのはIgA（免疫グロブリンA）です。

唾液はさまざまな方法で細菌や真菌、ウイルスなどの病原体が体内に侵入するのを防いでいるのです。

表❶ 唾液成分とその機能 （参考文献[13]より引用改変）

歯	食品	細菌
再石灰化 　プロリンリッチタンパク 　スタセリン 　Ca 　P **潤滑粘性** 　プロリンリッチ糖タンパク 　ムチン **緩衝能** 　重炭酸塩 　リン塩 　タンパク質	**消化** 　アミラーゼ 　DNAsc 　RNAsc 　リパーゼ 　プロテアーゼ **食塊形成** 　ムチン **味** 　亜鉛	**抗細菌性** 　ムチン 　リゾチーム 　ラクトフェリン 　ヒスタミン 　アグルチニン 　シスタチン 　VEG h **抗真菌性** 　ムチン 　免疫グロブリン 　シスタチン **抗ウイルス性** 　ムチン 　免疫グロブリン 　シスタチン

後輩　「唾液が体を守っているのですね」

青木　「そう言っても過言ではないでしょう。唾液分泌量が低下すると、口腔細菌数が急激に増えるのよ」

後輩　「歯を守る、食事を助ける、体を守る（**表1**）。唾液の役割ってすごい！本当に大切なのですね！」

青木　「どう？　今回は難しかったかな？」

後輩　「はい。でも、これで患者さんにきちんと説明できそうです！　今回もありがとうございました」

【第4章 参考文献】

1) 佐々木良紀，他：競技パフォーマンス向上のためのHigh Occlusal Positioning Ergonomic Splint．スポーツ歯学，13（2）：99-107, 2010.
2) 特定非営利活動法人日本歯周病学会（編）：歯周病の検査・診断・治療計画の指針2008．医歯薬出版，東京，2009.
3) 特定非営利活動法人日本歯周病学会（編）：歯周病患者におけるインプラント治療の指針2008．医歯薬出版，東京，2009.
4) 沼部幸博：禁煙　あなたのお口と全身の健康．クインテッセンス出版，東京，2012.
5) 中村耕三：ロコモティブシンドロームの概念と構成．臨牀と研究，89（11）：1473-1477, 2012.
6) 日本整形外科学会ホームページ　http://www.joa.or.jp/jp/index.html
7) 井上美津子：指しゃぶり、おしゃぶりＱ＆Ａ．医学情報社，東京，2012.
8) 倉治ななえ：子育てできれいな歯並びを！．主婦の友社，東京，2011.
9) 日本小児歯科学会ホームページ：http://www.jspd.or.jp/
10) 宮崎 隆：臨床が見える！　今度はわかる！　もう一度学ぶ歯科理工学　Project 3．模型製作にかかわる材料を理解する—1．模型材としての"石膏"を理解しよう．歯科技工，25（4）：399-406, 1997.
11) 土生博義：臨床に役立つ歯科理工学—印象材の特性と正しい使用法　第6回模型（歯型）用石膏．歯科技工，30（6）：776-782, 2002.
12) 永島賢治，槇田大介，和田主実，濱田泰三：特集　補綴物再製をなくすための印象採得・模型製作のポイント　再製原因となるチェアサイドワーク．歯界展望，112（3）：422-431, 2008.
13) 下野正基，奥田克爾（編著）：唾液による健康づくり〜明日からの臨床に取り組む〜．ヒョーロン・パブリッシャーズ，東京，2005.
14) ダグラス・ブラッタール：カリエスリスク判定の手引き．エイコー，東京，1999.

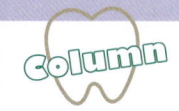

Column 私と患者さん③

　20年以上忘れられない患者さんがいます。重度歯周炎と診断された、当時50歳くらいの男性です。私は歯科医師の指示により、原因はプラークであること等を説明しましたが、患者さんは「僕は違うと思う、歯周病は年齢のせいだよ。悪いけどあなたとは考え方が違うようだね」と言い、それっきり当院を受診することはありませんでした。実は近頃、その患者さんをよく思い出します。もしもタイムマシンがあったら、もう一度あの患者さんに会いたい。いまの私なら、もう少し違った説明ができるのでは……。そんなふうに考えるのです。

おわりに

　最後までお読みいただいてありがとうございました。最初は1年間の「後輩の悩みを聞いてみよう」という連載が、延長、再延長のご依頼をいただき4年もの長期になりました。質問をいただくたびに、私は読者のみなさんのお悩みに答えるべく、参考文献を探し、見つからないものは地下鉄に乗って国立国会図書館まで通い、どうしてものときは院長に泣きついたり、時には大学の先生方のお仕事のお邪魔をしながら執筆した4年間でした。お悩みに答える私のほうが、実はハードに勉強をしたといえる連載期間であったと思います。わかっていると思っていたことが曖昧だったこと、かつて勉強したことをさらに深く理解するようになったこと、最新のトピックが世に出ていたことなど、私にとっても非常に感謝するべき機会でした。

　そして4年間の連載で再確認した大きなものは、「歯科衛生士ってこんなに学問を必要とする職業だったのね！」、「だから勉強すると、とても仕事が楽しい！」ということです。

　さあみなさん、もっとお悩みを解決して歯科衛生士を楽しみましょう！

　最後になりましたが、執筆にあたり貴重な資料とアドバイスをいただきました、日本歯科大学附属病院 口腔インプラント診療科の小倉 晋先生、昭和大学歯学部 歯科保存学講座 歯科理工学部門の片岡 有先生には心から感謝申し上げます。それからこの世界での育ての親とも言うべき、医療法人社団仁慈会 倉治康男理事長、倉治ななえ院長。康男理事長には執筆中の私への深い理解と大きな支援、ななえ院長には厳しくも愛情こもった執筆指導をいただきました。どれほど言葉を尽くしても足りないほどの感謝を申し上げます。最後に、4年間の連載を担当し制作にご尽力いただいたデンタルダイヤモンド社編集部の山口徹朗様にも本当にお世話になりました。心からお礼を申し上げます。

　　2015年4月　　　　　　　　　　　　　　　　　　　青木 薫

著者略歴

青木 薫（あおき かおる）

1991年	新東京歯科衛生士学校卒業 医療法人社団仁慈会 クラジ歯科医院勤務　現在に至る
1994～1997年	新東京歯科衛生士学校　非常勤講師兼任
2004年	スウェーデンイエテボリ大学 歯科衛生士セミナー受講
2006年	日本歯周病学会認定歯科衛生士
2008年	岡山高等歯科衛生専門学院　非常勤講師

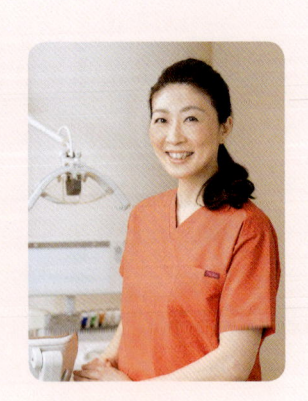

※本書で使用している写真は、患者さんまたは保護者の承諾を得ています。
※とくに記載がないかぎり、症例写真はクラジ歯科医院より提供されたものです。
1-2（図1）、1-8（図2、3、6）、1-12（図4～12）、撮影・監修：青木 薫

教えて先輩！　ハイジニストワークお悩み相談室へようこそ

発行日	2015年6月1日　第1版第1刷
著　者	青木　薫
発行人	湯山幸寿
発行所	株式会社デンタルダイヤモンド社 〒113-0033 東京都文京区本郷3-2-15 新興ビル 電話＝03-6801-5810㈹ http://www.dental-diamond.co.jp/ 振替口座＝00160-3-10768
印刷所	能登印刷株式会社

©Kaoru AOKI, 2015
落丁、乱丁本はお取り替えいたします

●本書の複製権・翻訳権・上映権・譲渡権・公衆送信権（送信可能化権を含む）は㈱デンタルダイヤモンド社が保有します。
●JCOPY〈㈳出版者著作権管理機構 委託出版物〉
本書の無断複写は著作権法上での例外を除き禁じられています。複写される場合は、そのつど事前に㈳出版者著作権管理機構（TEL：03-3513-6969、FAX：03-3513-6979、e-mail：info@jcopy.or.jp）の許諾を得てください。